Pressez ici

j'ai besoin d'être aimée

Catalogage avant publication de Bibliothèque et Archives nationales du Québec et Bibliothèque et Archives Canada

Dion, Majoly, 1966-

Pressez ici, j'ai besoin d'être aimée

ISBN 978-2-89225-953-7

1. Dion, Majoly, 1966- - Santé. 2. Mammoplastie. 3. Sein - Cancer - Patientes - Québec (Province) - Biographies. Mastectomie - Patientes - Québec (Province) - Biographies. I. Titre.

RC280.B8D56 2017 362.19699'4490092 C2017-941059-8

Adresse municipale:
Les éditions Un monde différent
3905, rue Isabelle, bureau 101
Brossard (Québec) Canada J4Y 2R2
Tél.: 450 656-2660 ou 800 443-2582
Téléc.: 450 659-9328
Site Internet: http://www.umd.ca
www.facebook.com/EditionsUnMondedifferent
Courriel: info@umd.ca

Adresse postale:
Les éditions Un monde différent
C.P. 51546
Greenfield Park (Québec)
J4V 3N8

Dépôts légaux: 3e trimestre 2017
Bibliothèque et Archives nationales du Québec
Bibliothèque et Archives Canada
Bibliothèque nationale de France

Conception graphique de la couverture:
OLIVIER LASSER

Crédit photo:
LAURENCE LABAT

Montage photo:
MAJOLY DION

Illustrations:
EVE VEZEAU/©ZOOMBUZZ PRODUCTIONS 2017

Diagrammes:
MAJOLY DION/©GOCOACHINGPRO.COM 2017

Photocomposition et mise en pages:
ANDRÉA JOSEPH [pagexpress@videotron.ca]

Typographie: Minion Pro 14 sur 16 pts

ISBN 978-2-89225-943-8

Financé par le gouvernement du Canada | Canada

Gouvernement du Québec – Programme de crédit d'impôt pour l'édition de livres et l'aide à l'édition – Gestion SODEC.

IMPRIMÉ AU CANADA

Majoly Dion

Pressez ici
j'ai besoin d'être aimée

UN MONDE DIFFÉRENT

Sommaire

En guise de préambule

Ce livre est né grâce à vous, qui m'avez posé tant de questions, et avez fait naître en moi ce désir d'y répondre.

Après la sortie de mon film documentaire *Quand sert la vie… au-delà des frontières du cancer*, j'ai reçu des centaines de courriels touchants, de gens qui me remerciaient de cette démarche, bien sûr, mais on me demandait surtout « comment » j'en étais arrivée à vivre l'épreuve du cancer du sein avec autant de résilience et d'humour.

J'y ai réfléchi longuement, car effectivement la réponse ne se trouvait pas dans ce film, mais bien dans les années qui ont précédé le diagnostic.

Comme la résilience est en soi une philosophie de vie, j'ai tenté de trouver mieux que de répondre aux courriels reçus.

Dans cette optique, et pour une seconde fois, je me suis mise à nu pour écrire ce livre. C'est pourquoi tout au long des chapitres, je partage avec vous plusieurs pistes de réflexion et d'introspection, sans pour autant proclamer une autre vérité que la mienne.

Parler de ses expériences personnelles revêt un aspect thérapeutique, c'est vrai, mais mon principal objectif est de vous transmettre avant tout des outils qui ont contribué à ce que je m'en sorte, des observations qui, malgré les épreuves, m'ont aidée à devenir la femme humaine que je suis maintenant.

La plupart des gens s'estiment chanceux quand ils pensent aux événements merveilleux de leur vie.

Pour ma part, malgré les événements malheureux qui ont parsemé mon chemin, j'attribue plutôt cette chance à notre façon de transcender la souffrance et de réussir à passer au travers avec ce que nous avons en main.

Je me considère vraiment, mais vraiment comme une personne chanceuse.

S'il y a une chose que je souhaite grâce à ces écrits, c'est d'avoir aussi la chance d'aller à votre rencontre.

Merci de vous être arrêté et de prendre le temps de me lire.

Je dédie ce livre à tous ceux et celles qui ont quitté cette vie, et m'ont appris que tout est dans le maintenant, car demain… n'existe pas !

Merci !

1

Une visite virtuelle au 360°

Si nous pouvions nous élever au-dessus d'un événement ou d'une situation qui nous a profondément marqués, tout en engendrant une grande souffrance ou un traumatisme. Et si nous pouvions en faire le tour grâce à un aperçu en 360° sphérique, et que cette visite virtuelle nous permettait d'en observer chaque facette… Notre perspective se modifierait sûrement et entraînerait ainsi une expérience émotive différente selon l'angle sous lequel on observerait cet événement ou cette situation.

N'est-ce pas ?

Attrapez un livre, un magazine, une carte professionnelle, ou tiens, pourquoi pas votre téléphone intelligent qui se trouve sans aucun doute près de vous.

Tentez l'expérience si le cœur vous en dit !

On l'explore ensemble, si vous voulez ?

Déposez donc ce livre, et allez chercher un de ces éléments.

C'est super ! Merci de vous prêter à ce jeu !

Placez d'abord l'objet en question droit devant vous, et pour ce faire, présumons que c'est un roman d'environ 500 pages.

De votre position, vous voyez la couverture sur laquelle on entrevoit un ciel, des fleurs et des papillons.

Toutefois, si je me tiens de l'autre côté, soit face à vous, de ma place je verrai plutôt le dos, l'arrière du livre, avec une photo de profil de l'auteur et le résumé du roman sur fond blanc.

Donc, si je bouge et change de positon en faisant un tour virtuel sphérique de 360°, vous êtes d'accord avec moi que j'y verrai autre chose : notamment l'épaisseur des 500 pages, la tranche, les côtés, l'épine, le recto et le verso du livre, le plat supérieur, etc.

Oui, j'en conviens, que peu importe l'emplacement choisi pour observer le livre, ça ne change rien au fait que ce roman demeure un roman.

Ce n'est donc pas l'objet qui change ou l'événement, mais bien la perspective de laquelle je me permets de l'envisager.

Qui dit perspective modifiée, dit aussi nouvelle perception, nouvelle compréhension, et peut-être une variation de l'émotion qui en découle puisque l'impact est différent.

Alors, imaginez que je suis devant vous et que je vous aperçois en train d'examiner la couverture du roman.

J'essaierai de vous convaincre et de vous prouver mon point selon ce qui me semble bel et bien réel à mes yeux.

De votre côté, vous me direz :

« Voyons ! Ce n'est pas du tout vrai ! Je ne vois personne sourire sur une photo de profil ! Je vois des fleurs, un ciel, des papillons ! »

Vous tenterez à votre tour de me persuader que vous avez raison, et que j'ai tout à fait tort.

Nous pourrions ainsi débattre de ce qui nous semble vrai à nos yeux selon notre perspective, n'est-ce pas !

Qui a raison ?

Chacun de nous, c'est évident !

Mais dans la vie de tous les jours, ça ne se passe pas de cette façon.

Il n'est pas si simple de changer de perspective sans ébranler nos valeurs et croyances, surtout lorsque nous sommes impliqués sur le plan émotionnel.

Se permettre ainsi d'élargir notre vision en changeant de côté pour s'ouvrir et mieux saisir la réalité de l'autre, cela améliore grandement la communication, donc la compréhension avec compassion.

N'y a-t-il pas une médaille assez fine pour n'avoir qu'un côté ?

Existe-t-il de la lumière sans ombre ?

Une nuit sans jour ?

Pourquoi n'en serait-il pas ainsi pour les difficultés, les conflits, les épreuves, l'amour ?

Ce qui me semble vrai n'est pas nécessairement ce qui est vrai pour l'autre, et vice versa !

Se permettre de visiter une autre perspective d'une même situation, c'est l'étape première vers l'apprivoisement de la résilience.

Vous connaissez les « squatteurs » ? Ces personnes qui élisent domicile et s'installent illégalement dans des locaux inoccupés, souvent dans des maisons abandonnées, mais sans invitation.

Imaginez que vous partiez de chez vous parce que vous devez travailler à l'extérieur, et sans le savoir, un « squatteur » prend sournoisement possession de votre maison, sans y être invité.

Au début il passe, 15 minutes, quelques jours.

Après il augmente sa chance à 60 minutes et un peu plus chaque jour pour finir, lorsqu'il valide que vous n'y êtes pas et il décide de s'installer bien confortablement sur votre sofa avec un verre de vin, regarde la télé, dort dans votre lit, porte votre robe de chambre, vide votre frigo, et avec le temps, votre logis devient le sien, « chez lui », avec toute l'énergie négative qu'il dégage.

Un locataire bien assumé, quoi !

Mais pas celui dont on rêve !

Mais vous ! Vous ne savez même pas qu'il y est, ou qu'il existe, car vous-même vous n'habitez même plus votre propre maison, étant trop concentré à gérer les problèmes extérieurs.

Après quelques mois, voire des années, il est maintenant chez lui, mais plus seul…

Il a installé sa famille, ses amis – qui ne sont pas toujours de bonnes influences –, et il prend de plus en plus de place en détruisant tout sur son passage puisque tout lui appartient finalement.

Mais un jour, vous décidez de revenir chez vous…

Il est trop tard.

Le dommage est fait.

La maison est détruite.

Votre mobilier est foutu.

Le toit s'écroule.

Les fondations craquent.

Ce n'est plus une personne que vous avez à expulser de chez vous, mais une centaine de « squatteurs » qui y habitent, qui en ont pris possession et qui endommagent votre maison.

Vous aurez compris que cette métaphore est en quelque sorte l'explication de ma perception sur la venue du cancer dans ma vie.

Je n'habitais plus ma maison, et il s'est installé.

Eh bien, c'est ainsi que je vois le cancer.

Comme un « squatteur » qui s'est installé dans mon corps, dans MA maison abandonnée.

Après mûre réflexion, j'en ai déduit que si un mental est constamment sollicité au quotidien à gérer une surcharge de mauvais stress émotif, d'impacts d'événements traumatisants – comme ce fut mon cas pendant trop d'années –, il n'est sûrement plus en train de surveiller ta maison pour chasser les « squatteurs » qui souhaiteraient s'immiscer.

Il devient le gardien de ta survie et non de ta santé.

À cette étape, si la porte s'ouvre sans la surveillance du mental, le corps devient un terrain propice au développement de maladies.

Selon les recherches, nous fabriquons près de 300 000 cellules par jour et nous serions tous porteurs de cellules cancéreuses que nous éliminons régulièrement, sans même en être conscients.

Selon leur génétique, leur profil santé, leurs habitudes de vie, certaines personnes pourraient avoir une constitution plus fragilisée et propice au développement d'un cancer.

Au même titre qu'une personne qui se nourrit de trop grandes quantités de mauvais sucre ou de mauvais gras pourrait développer un trouble diabétique ou de cholestérol.

Mais ce n'est toutefois pas tout le monde qui développera cette modification pathologique dans leur organisme.

Qu'est-ce qui fait que certains développent des maladies malgré une très bonne hygiène de vie ?

Qu'advient-il de ceux qui ne cadrent pas avec les profils médicaux ?

2

Section manquante

Prenons l'exemple d'une personne qui s'entraîne, mange bien, qui est dotée d'une très bonne alimentation et qui se retrouve soudainement à l'urgence pour un malaise cardiaque.

Les questions qui suivent sont celles qui lui seront couramment posées :

- Fumez-vous ?
- Consommez-vous de l'alcool, de la drogue ?
- Y a-t-il des problèmes cardiaques dans votre famille ? Et ainsi de suite…

Si les réponses n'apportent pas de pistes pour contribuer à diagnostiquer le malaise, le médecin aura d'emblée (ou presque), des questions davantage orientées vers les émotions, du type :

- Éprouvez-vous plus de stress depuis peu de temps ?

- Avez-vous vécu un choc émotif ou des événements stressants au cours des derniers jours ?

Très belles questions !

Mais pourquoi lorsque tu as un cancer du sein, on ne te pose jamais ces dernières questions, surtout si tu n'es pas porteuse des gènes, BRCA1 et BRCA2[1] ?

Assise dans le bureau de l'oncologue après le diagnostic, je répondais docilement oui ou non aux questions qui m'éloignaient de plus en plus d'un profil clinique sur la possibilité de développer un cancer.

J'attendais et j'espérais qu'elle m'explique pourquoi j'avais développé un cancer, puisque mes antécédents familiaux et mon profil santé ne correspondaient pas du tout aux questions proposées.

Non… rien !

Aucune explication, même lorsque je lui ai posé la question.

Plus la rencontre progressait, et plus mon corps suait.

Je me sentais couler dans le néant de l'incompréhension.

« Et les impacts émotifs à long terme, ne peuvent-ils pas eux aussi être tenus responsables du développement du cancer ? », lui demandais-je.

Silence…

1. BRCAsignifie *Breast Cancer* (cancer du sein). BRCA1 (breast cancer 1) ou BRCA2 (brest cancer 2).

J'ai rapidement compris par le regard hagard de cette spécialiste scientifique que cet aspect ne sera jamais abordé, et même envisagé dans le questionnaire.

Et pourtant...

Dans mon analyse, et selon ma carte du monde, et parce que je suis de nature curieuse et en constante recherche de réponses, cette non-concordance de cause à effet m'a profondément interpellée.

Si le profil d'une personne atteinte de cancer du sein ne répond d'aucune façon aux questionnaires médicaux, il y a peut-être une section manquante au formulaire et qui a trait aux émotions ?

Non ?

Pourtant on parle constamment de prévention...

On aborde la mammographie, l'ablation, l'alimentation, mais on ne discute guère de l'aspect des émotions.

La médecine du cancer a sa manière de considérer cette maladie selon sa propre perspective, et elle a raison suivant sa mission scientifique et pharmaceutique.

Bien entendu, j'ai aussi mon point de vue qui s'appuie sur ma réflexion et mon expérience personnelle, et cette optique rejoint plusieurs personnes qui partagent, elles aussi, une perspective différente.

Je pense au regretté Guy Corneau, psychanalyste et auteur, qui lui-même a passé par l'épreuve du cancer.

Il a su très bien combiner la médecine intégrative, qui allie le meilleur des deux mondes. J'ai eu la chance de collaborer, et aussi d'échanger avec lui lors de l'entrevue que j'ai réalisée pour mon film *Quand sert la vie…*

Son départ m'a beaucoup attristée.

Mort subite.

Maladie auto-immune au cœur qui s'est attaquée à son organisme, et pourtant sans aucun lien avec le cancer du système lymphatique de grade 4 qu'il a extraordinairement combattu et anéanti. Lequel avait élu domicile dans trois de ses organes : estomac, rate et dans ses deux poumons.

Guy était en pleine forme, le cancer était loin derrière lui.

Même son médecin était impressionné de voir combien on ne trouvait plus la moindre trace de maladie sur tous les organes touchés précédemment.

Guy était un homme sensible, très sensible.

Sa sœur, l'artiste Joanne « Corno », de qui il était très proche, venait de mourir deux semaines avant son propre décès…

Son cœur a lâché.

Je crois que l'on peut mourir de peine ou de déchirement.

Il était un communicateur hors du commun, passionné, et un être de lumière.

Par ses réflexions, ses apprentissages, qu'il a su analyser à travers les épreuves de la maladie, et qu'il a partagés avec nous au cours de sa courte vie, il a grandement contribué à notre compréhension quant à l'influence des émotions sur notre corps.

Il représente à mes yeux, un guide en forêt.

Lequel par son vécu et son expérience, a su décortiquer et comprendre les dangers, pour ensuite nous en informer, nous enseigner comment les éviter, et ainsi améliorer notre expérience d'exploration.

J'étais à faire le montage des capsules dérivées de son entrevue lorsque j'ai appris sa mort.

Ce n'était vraiment pas évident de visionner ses entrevues, encore et encore, sachant qu'il venait tout juste de nous quitter.

Je remercie la vie que nos chemins se soient croisés.

Son œuvre se poursuit. Je m'y suis engagée!

Vous pouvez voir cette série que je lui ai dédiée: *Se choisir & mieux vivre*, disponible sur ma webtélé **www.commetoietmoi.tv**, tout comme mon film *Quand sert la vie...*, dans lequel ses brèves interventions ont fait une grande différence.

Dans un des segments, je le questionne sur son point de vue à savoir si les émotions négatives peuvent avoir une influence sur le développement du cancer.

Je le cite:

«Je ne pense pas que les émotions comme telles soient responsables du cancer. En fait, je pense qu'il y a beaucoup de facteurs qui interviennent dans le cancer.

«Mais je suis certain que beaucoup d'émotions ou de pensées négatives, ou des événements traumatisants qui entraînent tant d'impressions d'impuissance, de désespoir – et que tu ne règles pas le problème, tu ne peux pas le régler –, alors les pensées négatives qui viennent de tout ça, et les états affectifs liés à ça et qui s'alourdissent, et tout, ça... ça, je suis certain que c'est un terrain favorisant, disons un terrain favorable à l'émergence d'un cancer.

« Parce que le cancer on le porte toujours en soi.

« Donc il faut qu'à un moment donné, il y ait quelque chose qui crée une brèche. C'est-à-dire un affaiblissement de l'immunité, du système immunitaire, et nous savons quand même que les chocs traumatisants, que beaucoup d'émotions négatives... Mais c'est certain que lorsque nous parlons d'émotions négatives, nous ne parlons pas de l'émotion passagère, nous parlons des choses qui durent.

« C'est pour ça que j'aime mieux parler d'état affectif, car ce n'est pas vrai qu'une émotion va te rendre malade...

« Les émotions, nous vivons ça toute la journée.

« Mais quand elles deviennent des états affectifs durables, sentiment d'impuissance ou de désespoir, une frustration, et que tu ne veux pas l'entendre et que tu ne règles pas cette chose-là, ça... ça, ça mine. Ça mine tout, ça mine ton état vibratoire, ton état énergétique, l'état de vitalité, ça mine ton système immunitaire, donc ça mine ta santé aussi, physique et psychique éventuellement. »

(extrait du film *Quand sert la vie... au-delà des frontières du cancer*).

Je pense aussi à Carmen L., chirurgienne plasticienne, avec laquelle j'ai eu la chance d'échanger, aussi guerrière d'un cancer du sein.

Nous avons discuté des différentes possibilités qui peuvent être des états précurseurs du cancer.

J'ai adoré sa perspective « d'équation ».

S'il y a trop d'« une chose » et pas assez de « l'autre » un déséquilibre s'installe.

Par exemple une famille composée de trois sœurs, avec des antécédents de cancer, pourquoi deux d'entre elles le développeraient-elles, mais pas l'autre ?

Selon la théorie de Carmen L. et son expérience personnelle non « basées » sur des recherches scientifiques, tout est une question d'équilibre entre l'environnement, la génétique, le style de vie, les aspects psychologique et émotif.

Oh que mes oreilles étaient heureuses d'entendre parler d'émotions et d'équilibre, surtout par une scientifique !

Ce qui m'amène à dire qu'entre la médecine traditionnelle et la médecine douce, nous pourrions former une plus-value dans l'expérience de la compréhension de la maladie, et pour ma part dans la prévention et l'optimisation de la santé.

3

…et changez de place !

Au cours des dernières années, j'ai rencontré beaucoup de gens et de spécialistes.

Il y en a plus d'un qui m'a étonnée au point de consacrer un petit paragraphe d'introspection à ce sujet.

Je considère maintenant et priorise l'expression du fond de ma pensée pour mon bien-être en partant du « Je » évidemment.

Mais j'avoue que cet exercice a été ardu puisque le sujet venait me chercher profondément dans mes sentiments.

Je vous relate des propos réels qui m'ont été partagés par une bonne dizaine de personnes. Je suis d'abord restée bouche bée de les entendre, puis j'en ai été bouleversée.

Par la suite, avec le recul, j'ai compris que c'était par simple manque d'information.

En résumé, voici donc quelques interventions que j'ai entendues :

« C'est presque devenu banal le cancer maintenant ! Surtout le cancer du sein, aujourd'hui on n'en meurt plus ! C'est comme le cancer de la prostate, il n'y a plus de quoi en faire un drame !

— Ah oui ! ai-je répondu perplexe. Et comment arrivez-vous à déterminer qu'un type de cancer n'est pas banal selon vous, et dans quelles conditions peut-on parler d'un drame ? »

Voici les réponses les plus populaires :

- Le pourcentage de possibilités de s'en sortir.
- Le nombre de cancers qu'on a « combattus ».
- La mort inévitable reliée au type de cancer.

« Puis-je me permettre de vous formuler ma pensée ? ai-je demandé à mon interlocuteur.

— Oui, bien sûr.

— Voilà. J'aimerais vous inviter à prendre trois minutes de votre temps, et vous proposer de vous mettre dans la peau d'une personne qui est affligée d'un cancer, et comme vous dites, qui n'en mourra pas.

« Pour ma part, je peux vous parler de mon expérience puisque je suis encore bien vivante.

« Le cancer du sein, vous savez, c'est plutôt des mois ou même des années à s'adapter à en vivre l'impact sur notre identité. Les douleurs, les peurs des chirurgies, la récupération, la cicatrisation, l'adaptation, la perte d'emplois, l'étiquette de la cancéreuse ou du cancéreux qui t'est collée au front, et qui fait fuir certains employeurs, même si tu es en rémission depuis des années.

« Sans parler de la sexualité qui en prend tout un coup. L'instabilité familiale, et aussi l'après-cancer.

« Car oui, comme vous ne le savez peut-être pas, pour certains, le cancer ne se termine pas à la fin des traitements, ou à la pose d'implants ou l'ingestion d'hormones, sans oublier les effets secondaires – qui sont pour la plupart pénibles – de ceux et celles qui choisissent le chemin de la chimiothérapie, la radiothérapie et l'hormonothérapie.

« C'est vrai... vous avez raison sur ce point ! Il est dit qu'on ne meurt presque plus du cancer... mais on en meurt encore plus qu'on en parle. »

Silence...

Ces discussions m'ont amenée à me poser de sérieuses questions à savoir si la société ou les médecins ne sont pas devenus insensibles, et que dans le processus, on oublie les traces que la maladie laisse sur l'humain, et l'âme fragile qui se cache derrière la peur de l'inconnu.

Redécouvrons la compassion, *c'est une vertu par laquelle un individu est porté à percevoir ou ressentir la souffrance d'autrui, et poussé à y remédier. D'où le besoin de ce mot, l'importance de la vivre, ainsi que de l'empathie.*

4

Un choix...

Je vois dans l'expérience du cancer une grande délivrance émotionnelle.

Une forme de libération des non-dits, des injustices, des deuils, qui sommeillaient en moi, que j'avais si courageusement entreposés dans mon cœur, et par la suite dans mon corps.

Un peu comme un nettoyage « énergétique » par lequel je me suis permise enfin d'éliminer et jeter aux poubelles toutes les grandes souffrances accumulées, les peurs, l'incompréhension des événements traumatisants que j'ai vécus pendant plusieurs années.

J'ai fait du mieux qu'il m'était possible au cours de ma vie.

Je me salue dans tout ça, car j'ai fait ce que j'ai pu avec les cartes que j'avais en main.

Je n'ai aucun regret, presque plus de sentiment de culpabilité, mais simplement un souhait profond de persister à me choisir et de transcender les épreuves, en me dépassant et en allant au-delà des possibilités apparentes de ma propre nature.

En trois ans, j'ai eu le temps de revoir mes priorités, de faire le tour des blessures de mon âme, de mes réussites, de mes valeurs et critères.

Un bel apprentissage de confiance, patience, résilience, de transformation, afin d'améliorer l'humain que je suis.

C'est vrai, je n'en suis pas à ma première expérience d'intrusion.

Ce sentiment a été fortement ravivé au cours des suivis des nombreuses biopsies qui ont transpercé mes seins.

« Encore d'autres biopsies à venir, Madame Dion », m'a-t-on dit gentiment !

La première chirurgie n'avait pas été concluante. Le « squatteur » était revenu.

Je marche sur la rue Saint-Urbain.

Mes seins me font terriblement mal, la peau me brûle à chaque inspiration.

J'ai le cœur en boule, et instinctivement, comme un animal qui s'isole pour panser ses plaies, je me suis retrouvée dans cet état si familier de « dissociation ».

Vous connaissez la « dissociation » ?

C'est ce réflexe de survie que le corps adopte, ce qui lui permet de passer au travers les épreuves traumatisantes lorsque la souffrance physique, et, ou psychologique, est trop intense.

C'est un peu comme lorsqu'on regarde un film, et qu'on observe avec détachement un acteur jouant son rôle.

Il est là, vivant des émotions, ses peines ou ses souffrances, mais vous, vous n'en êtes pas affecté pour autant. Vous êtes en dehors de la situation.

Je me souviens être sortie de l'hôpital de l'Hôtel-Dieu. Perdue, et désorientée.

Arrivée au coin de la rue Saint-Urbain et Avenue des Pins, je me suis arrêtée de marcher.

J'étais encore sous le choc des six heures sans bouger, couchée face première, les seins encastrés dans un trou de table métallique froide, sans vie, avec ces aiguilles qui n'en finissaient plus de prélever des cellules douteuses sous radiographie.

Je souffrais terriblement.

Soudainement, sans prévenir, cet état de « dissociation » s'est pointé.

J'étais là à m'observer qui regardais les feux de circulation passer du jaune au rouge, du rouge au vert, du vert au jaune, du jaune au rouge.

Je n'arrivais plus à avancer.

J'étais figée, les yeux dans le vide.

Le rythme de mon cœur s'est intensifié.

J'ai reconnu cet état précurseur de panique monter dans le fond de ma gorge, comme chaque fois que mon corps me lançait un message d'alerte pour me prévenir que j'avais atteint ma limite possible de douleur.

Jusque-là, tout avait été bien réglé et maîtrisé.

J'avais passé avec brio le choc du diagnostic, la première opération, ensuite l'effet rebond de l'annonce du retour du « squatteur ».

Mais là, dans cet état végétatif, déconnectée, j'ai flanché.

J'ai compris que je devais mettre fin à ce processus de tests interminables et d'intrusion.

J'ai donc choisi de cesser d'être un rat de laboratoire, et j'ai pris la décision la plus difficile de ma vie.

Me séparer de mes seins.

Oui… mes seins, mes mamelons, et tout ce que ça représente.

Vous savez, permettez-moi de vous faire cette confidence : les seins que j'ai connus avant me manquent profondément.

Pas une journée ne passe sans que j'y pense.

Même s'ils s'étaient quelque peu affaissés avec les années, et qu'ils étaient plutôt délaissés dernièrement, compte tenu de ma vie de célibataire volontaire, j'en étais fière quand je me regardais nue dans la glace.

Leur lourdeur me ramenait aux souvenirs des heures passées à nourrir mon enfant avec tant d'amour.

Leur douceur apaisante était là pour accueillir l'intimité, et les caresses de mon amoureux.

Mes mamelons rosés, un peu gonflés, qui se rétractaient et exprimaient mon excitation, témoignaient de l'expression de ma fébrilité ou me trahissaient si le froid envahissait mon corps.

En fait, ce qui me manque le plus, au plus profond de mon cœur et mon être, c'est la sensation d'une caresse sur ma peau que je n'arrive plus à ressentir.

Non… plus rien.

Comme lorsque je vais chez le dentiste et qu'il m'injecte une substance médicamenteuse pour anesthésier et bloquer toute forme de douleur.

Tu te frottes la joue par la suite, tu sais qu'elle est bien là, mais tu ne sens rien.

Tu pourrais te mordre, et ça ne ferait aucune différence.

Par chance, après un certain temps tout revient, et tu retrouves à nouveau le toucher sur ta peau.

Toutefois, quand il s'agit d'une mastectomie complète, eh bien ça ne revient que très rarement.

Le chirurgien retire tout sur son passage en sectionnant les nerfs, et par le fait même, supprime LA SENSATION.

Quand j'y pense, avec le recul, je trouve cela triste.

Mais je ne regrette aucunement cette décision, même si ce fut une des plus éprouvantes de ma vie.

Je sais que c'était la solution la plus écologique pour ma survie, mon équilibre émotionnel, ma santé mentale et physique.

Je n'avais plus le choix… quoique de faire un choix, cela revient à en avoir un au bout du compte.

Il est normal de ne pas comprendre le cheminement qui m'amène vers une prise de réflexion au sujet de l'impact des émotions, lorsqu'il vous manque certaines données dans l'équation.

C'est aussi la raison et le but de ce livre.

Je sais aussi que pour avoir discuté sur le sujet avec plusieurs personnes de mon entourage, ou des gens atteints d'un cancer, que chacun a son point de vue, et que c'est ce qui fait la beauté de ce monde!

La divergence d'opinions stimule l'écriture de ce livre.

Qui sait si après votre lecture vous n'aurez pas une autre perspective de combien la mauvaise gestion des émotions à long terme peut affecter notre santé ou non, selon vos croyances.

Car la vérité n'existe que chez celui qui y croit.

5

Le bonheur : 50 %, 40 %, 10 %

Très peu de gens connaissent ma vie (ou me connaissent, point) ou les épreuves qui ont forgé certaines facettes de la femme que je suis, à l'instar de tant de personnes qui gravitent dans ce monde merveilleux de l'humain.

Je considère, bien que je ne sache pas si cela vaut pour vous, que j'ai façonné ma vie selon mes expériences sur terre, la perception que j'en avais, et ce que j'en ai fait également.

Je pense que nous sommes nés avec une prédisposition pour le bonheur, le courage et l'optimisme réaliste.

Au même titre que des athlètes, ou artistes, ont une prédisposition sportive ou artistique.

Or, je suis née ou tombée dans ce cocktail de bonheur quand j'étais enfant.

J'ai donc voulu comprendre pourquoi, chez certains individus, le bonheur semble si inatteignable selon leurs dires, alors que pour moi, ça va de soi.

J'ai entrepris quelques recherches, ou plutôt les recherches sont venues à moi, lorsqu'un ami, Christian L.V., sans savoir que j'écrivais cet ouvrage-ci, m'a offert le livre audio de Florence Servan-Schreiber: *3 kifs par jour (et autres rituels recommandés par la science pour cultiver le bonheur).*

(Je vous invite à découvrir cette conférencière exceptionnelle: www.**florenceservanschreiber**.com)

Le bonheur peut s'acquérir avec le temps, même si tu n'es pas né avec ce gène. C'est certain!

Gardons espoir!

Je vous le confirme.

Car j'ai eu la chance plus d'une fois, dans ma pratique de coach, d'assister à de merveilleuses transformations.

Je pense que certains naissent avec cette prédisposition, tout comme d'autres développent leur créativité, maîtrisent l'analyse des chiffres, ou ont de l'aptitude pour les sports…

L'écoute du fameux livre audio a éclairé ma réflexion présentée dans ce livre que vous tenez entre vos mains.

Florence Servan-Schreiber mentionne que d'après la Dre Sonja Lyubomirsky (**sonjalyubomirsky**.com), la prédisposition au bonheur siégerait, dans une proportion de 50 %, dans le gène mentionné ci-après. (Une recherche scientifique l'expliquerait. Je vous réfère au psychiatre viennois Lukas Pezawas, qui a identifié une cause génétique de la dépression, et décrypté le mécanisme sous-jacent.)

Le gène à l'origine du transporteur de la sérotonine (5-HTT), ou plus exactement l'allèle court de son promoteur (5-HTTLPR), figure au centre du mécanisme.

Pour faire une histoire courte, ou plus longue pour ceux et celles qui désirent lire un peu plus sur le sujet, disons que le 5-HTT influence directement la façon dont nous ressentons les événements.

Cette prédisposition serait le plancher personnel dont nous disposons pour construire nos fondations.

40 % des chances de bonheur dépendraient des intentions ou des activités intentionnelles dans lesquelles nous pouvons nous engager, des actes et pensées de notre vie quotidienne qui peuvent augmenter ou réduire notre état de bonheur.

Et seulement 10 % serait une partie que nous ne pouvons maîtriser en route vers le bonheur, et il relève donc des circonstances de la vie.

Wow ! Donc 40 % de possibilités de changements même sans le gène 5-HTT !

C'est presque la moitié d'une tarte.

C'est plus de capacité que tout ce qu'un individu utilisera dans une vie pour la transformer.

Car même si l'humain est très « connecté » dans notre ère électronique, il est de plus en plus « déconnecté » de la communication qui existe entre notre puissance et nos pensées.

Des milliers de sites Internet et d'ouvrages parlent de la puissance de la pensée, et des milliers de personnes regardent le train passer.

Donc, si seulement 10 % des circonstances de la vie influencent notre bonheur… 40 % des chances sont entre nos mains et dépendent de notre façon de penser, d'agir, et bien sûr de nos actions !

Si en plus tu as le gène… BINGO !

Tu as gagné à la loterie.

Mais en même temps…

Tu as beau naître avec une prédisposition ou avec un marteau à la main, si tu n'essaies jamais de planter un clou de peur d'échouer, de te blesser, de ne pas savoir comment, eh bien tu ne pourras jamais expérimenter l'effet de l'impact de la frappe, le meilleur angle, et le résultat que tu pourrais obtenir par la méthode essai-erreur.

Il y a de fortes chances que tu te tapes sur les doigts ou sur les nerfs au début…

Oui ! Ça fait mal…

Mais la pratique forge le forgeron, et on devient meilleur avec le temps.

6

M'entends-tu ?

Peut-être est-ce une déformation professionnelle, ce grand besoin d'analyser et de comprendre tout.

Pour certains, comprendre le pourquoi n'est pas nécessaire, car peut-être n'y a-t-il rien à comprendre lorsqu'une maladie frappe, ou un événement survient.

Mais s'il y avait quelque chose à découvrir ?

Dans le domaine de la danse professionnelle, dans lequel j'ai baigné plus de 20 ans, on analyse chaque mouvement jusqu'au plus petit souffle pour comprendre, et s'assurer d'un synchronisme parfait… si la perfection existe.

On améliore ses mouvements, on ajuste, réajuste, se synchronise jusqu'à ce que le corps s'imprègne de la technique telle une seconde nature, et que la gestuelle et les déplacements deviennent naturels.

En écriture, dans les sports ou dans toute forme d'art comme la musique, on applique l'analyse après un spectacle pour savoir pourquoi ce passage s'est bien déroulé, et avec quelle partie le public a été conquis ou pas.

On prend le temps de se questionner sur ce qu'on doit améliorer d'après les réactions qui ont été perçues.

Peu importe la discipline, ça revient presque toujours à dire que le vrai succès réside dans l'apprentissage, l'exercice de la méthode d'essai-erreur, l'analyse de perspective, l'ajustement ou l'adaptation, la pratique… encore le réajustement, la rétroaction, et la pratique… encore et encore.

Je présente ici les croyances, et je développerai un peu plus loin.

Avez-vous aussi une croyance qui vous aide dans votre vie ?

Voici une de mes croyances aidantes : « Tout s'apprend dans la vie lorsqu'on s'y décide, et qu'on se le permet. »

Évidemment ça prend de la passion et de la volonté.

Je suis donc une excellente élève de la vie, titulaire de plusieurs maîtrises bien que j'aie délaissé l'école très jeune pour me consacrer à ma passion pour la danse.

J'ai acquis beaucoup de connaissances grâce à ma curiosité inlassable.

Ce grand désir de comprendre, de me dépasser, m'a rendu de fiers services. Et j'ai trimballé cette confiance sur la voie d'une croyance qui m'a ouverte à des aventures imprévues, inédites, et j'ai visité le monde.

Est-ce que cette philosophie me permet de mieux gérer l'impact et la compréhension du cancer que j'ai eu, et le processus de l'épreuve ?

Sûrement !

Du moins, ça me permet avec les efforts appropriés de prendre en main ma vie au lieu de me laisser engloutir par la peur de la maladie, de l'inconnu, et de me sentir à court de solutions devant un avenir incertain.

Qu'est-ce que mon corps avait besoin d'extirper que je n'arrivais pas à faire seule ?

C'est la question que je lui ai posée... pas trop longtemps, dois-je vous confier, car il m'avait déjà fourni un bon aperçu de la réponse.

Je ne dis pas que ça été facile, loin de là... Cinq opérations en 30 mois, ça te défait un moral, et dans mon cas, un corps... puisqu'on m'a retiré les deux seins.

Mais tout ça fait réfléchir, vous vous en doutez certainement.

Il a été souvent plus simple pour moi de remettre mon destin et ma puissance entre les mains des autres selon les circonstances ou les échecs.

J'avais l'habitude de les pointer du doigt, ou de les accuser de mes malheurs.

J'évitais d'aller à la rencontre de la souffrance qui me grugeait en dedans. Souvent difficile à digérer, et assurément mal gérée.

Ça m'a permis pour un certain temps de me placer dans une position de victimisation, et de créer ainsi un mécanisme de cri du cœur à la recherche d'un soutien parmi mon entourage.

C'est vrai qu'à court terme, ça soulage en titi !

Pourquoi moi ? me suis-je demandé. *Après tout ce que j'ai vécu !*

Et pourquoi pas toi ? me suis-je répondu.

En effet, je ne l'ai pas eue facile, comme on me le mentionne à l'occasion. C'est vrai.

Parfois, il m'arrive d'accuser les circonstances de la vie, des personnes que je ne nommerai pas.

J'ai eu à faire, en cours de parcours, de nombreux deuils difficiles.

Je pleure un bon coup… quelques longues minutes… question de ne pas faire de rétention d'eau, et d'éviter d'avoir la tronche d'une grenouille !

Ça fait un bien immense de pleurer, de crier, de repasser le scénario dans ta tête, d'en parler, de frapper dans un oreiller, de partager avec nos proches ou notre thérapeute.

C'est IMPORTANT de SE PERMETTRE cet état et de s'accueillir dans tout ça avec de la bienveillance pour soi.

Mais à long terme, à force de broyer du noir, ça te place dans une position d'impuissance profonde, et cet état de victimisation entraîne un sentiment de dépression tout aussi profond.

Mon mental a disjoncté, je n'en pouvais plus de souffrir.

Je pense que je dois à cette page de vie plutôt intense, dont je vous parlerai plus loin, le fait d'avoir développé ce désir d'écouter mon corps, et pour la première fois de me permettre d'être curieuse aux messages qu'il tentait tant bien que mal de m'exprimer.

Je reconnais les signes précurseurs de la somatisation maintenant. C'est entre autres pour cette raison que j'ai dit non aux traitements proposés par l'oncologue, au détriment de mon entourage qui m'aime et que j'aime.

Je ne suis pas contre la chimiothérapie, radiothérapie… mais mon mental à cette période de ma vie me dictait qu'il n'aurait tout simplement pas suivi s'il avait senti que mon corps était hypothéqué par la souffrance, ou les effets secondaires du traitement chimique à long terme.

Même si quelquefois ce sujet de décision reste délicat avec mon entourage, je m'assure maintenant de respecter mes limites pour le bien-être de mon âme.

7
Mon, ma, mes ?

« Deuil après deuil, d'écueil en écueil au seuil du gouffre, j'y ai découvert un nouveau souffle. »

— Majoly Dion

Qu'est-ce qui est plus terrible que d'attendre après les autres, ou d'espérer que les situations changent pour être enfin heureux ou se sentir mieux ?

Ne vous est-il pas déjà arrivé, à vous aussi, de dire que si ceci ou cela n'existait pas, ou si celle-ci ou celui-là disparaissait de votre vie, vous seriez enfin heureux ?

Moi oui, et plus d'une fois !

Si ça se trouve, tous ces gens qui créent notre malheur – nos proches, nos employeurs, nos collègues, le caissier à l'épicerie – devraient aller suivre une thérapie, n'est-ce pas !

Alors dans un souffle de désespoir, nous voilà rendu à crier :

« Allez ! Qu'attendez-vous ? Ne voyez-vous donc pas qu'à cause de VOUS je suis malheureux/malheureuse ? »

Que nous reste-t-il si notre sort repose entre les mains des autres ?

Dans tous les cas, je préfère de beaucoup être responsable de mes choix, de mon bonheur, de mes échecs, de mes réactions et de mes actions, que de laisser ce pouvoir entre les mains des autres, pour ensuite les accuser de tous mes malheurs.

Ne suis-je pas la seule et unique personne responsable de MON bonheur et de MA vie ?

OUI, OUI, OUI ! Et un grand OUI !

Quelle chance d'avoir ainsi MA vie entre MES mains !

Car c'est bien dans l'adjectif possessif MON, MA ou MES que tout se joue !

Cet adjectif possessif, lequel je tiens obstinément à préserver en ce qui concerne MA vie, MON bonheur, et MES choix, mais que j'ai complètement laissé aller relativement au cancer.

Ce n'était pas MON cancer, mais bien un cancer qui a pris logis dans mon corps comme ce squatteur présenté au début de ce livre.

C'est vrai que pour certains l'usage de l'expression « MON cancer » est important et je respecte cela haut la main.

Certaines personnes que j'ai interviewées semblent me dire que ça leur procure un sentiment de responsabilité envers leur guérison, comme s'ils avaient le contrôle, tandis que pour d'autres, le MON n'a aucune influence.

Alors à mon tour.

Voici la façon dont je vois l'utilisation des mots, accompagnée d'un peu d'introspection sur le sujet.

Car comme vous savez, il n'y a pas qu'une seule façon de faire une bonne sauce à spaghetti…

Pour ma part, ça ne me sert pas d'utiliser « MON cancer », en référence à la maladie qui m'a éprouvée.

Au contraire, ça crée un sentiment d'impuissance envers cette maladie, et me place en état d'absence de ressources.

Or je m'assure, pour mon bien-être, de m'attarder à ce que mon mental me dit, et le choix des bons mots pour moi agit sur toutes les possibilités de guérison.

Il est prouvé que l'humain réagit aux ondes vibratoires, tout comme notre corps réagit à l'odorat, l'ouïe, l'image.

Si deux enfants de la même famille sont élevés par les mêmes parents et qu'un d'entre eux se fait répéter au quotidien qu'il est un fainéant, un bon à rien, tandis que l'autre se fait répéter qu'il est une personne exceptionnelle, responsable, vouée au succès… d'après vous, lequel aura le plus de chances d'avoir confiance en lui quand les épreuves le frapperont ?

Il n'y a pas de bonne ou moins bonne réponse, puisque chacun a sa perspective dans le domaine, mais je pense que celui entouré de positif sera plus outillé.

Je ne dis pas que l'autre ne s'en sortira pas.

Mais d'ici à ce qu'il défasse la croyance qu'il est tout sauf voué au succès, ça lui prendra assurément plus de temps.

En revanche, ça permet aussi à ceux qui s'en sortent de devenir des guerriers puissants.

Tout ceci pour dire que j'aime bien mettre toutes les chances de mon côté, car la maladie n'arrive pas inopinément dans ta vie.

« Hey ! Salut ! Me v'là. »

Ou bien…

Il y a un humain qui se réveille le matin en se disant : *Ah ! Tiens, j'ai rien d'autre à faire, j'ai besoin d'attention, je vais être malade, et en plus, pour être vraiment dramatique, je vais aller acheter* MON *cancer !*

Ce chapitre est né parce que ce mauvais sentiment m'envahit systématiquement lorsqu'on me demande : « Comment ça va avec TON cancer ?

— Ce n'est pas MON cancer, que je réplique en souriant, je n'ai pas couru l'acheter au supermarché ! »

Je me garde une petite gêne tout de même puisque la question est posée avec une bonne intention, mais cette pulsion réactionnelle m'a interpellée.

Je me suis alors arrêtée et questionnée pour en comprendre la signification, et l'effet que le mot « TON » avait sur moi dans ce contexte.

Je dois avouer que j'ai la même réaction pour les étiquettes collées au front des personnes atteintes de troubles de comportement, d'un cancer ou d'un handicap !

Lorsque j'entends une personne dire qu'elle est handicapée, je sursaute.

Voyons donc, il est atteint d'un handicap, mais le handicap, ce n'est pas lui !

L'être humain exceptionnel derrière ce handicap n'est pas HANDICAPÉ !

Amusons-nous à modifier l'utilisation de ce langage d'identification et surprenons-nous à accueillir le bonheur d'être ce que nous sommes maintenant.

Comment ce nouveau dialogue avec nous-mêmes peut-il transformer nos vies ?

J'avoue que l'« identification » peut aider certains individus à apprivoiser temporairement un diagnostic, à comprendre les limitations physiques ou mentales, voire une maladie, un symptôme, mais en même temps, je pense que ça crée un ancrage de limitation.

Nous naissons avec une couleur d'yeux spécifique à nous… C'est un aspect un peu plus difficile à modifier, à l'exclusion du port de verres de contact de couleur, évidemment.

Donc, suivant ma vision des choses comme vous l'aurez compris, il n'est pas question de MON cancer !

Cette dissociation ponctuelle me permet de regarder passer le poisson dans l'aquarium sans pour autant m'attacher à ses mouvements ou sa destinée.

Ça ouvre à d'autres possibilités.

Ça me permet d'utiliser mes ressources, et de savoir que tout peut changer de direction selon le courant ou le coup de nageoire que je donne, aussi subtil soit-il !

D'ailleurs, je suis curieuse. Que signifient pour vous, dans les épreuves de votre vie, les adjectifs possessifs MON, MA, MES ?

MON, comme dans MON cancer, MON mal de genoux, MON mal de dos, MON trouble de comportement, MON accident, MON divorce.

Ou…

MA, comme dans MA dépression, MA séparation, MA migraine, MA faillite, MA maladie.

Ou…

MES, comme dans MES problèmes financiers, MES douleurs…

Oui, je sais… vous avez compris le point !

Y a-t-il une différence ou non qui ressort de l'utilisation de « mon, ma, mes », par rapport au recours à « le, la, les », qui pourrait apporter une certaine perspective différente ?

Comme dans LE cancer que j'ai, LE mal de genoux, LA dépression que je vis, LA séparation, LES problèmes financiers, LES douleurs…

Peut-être un sentiment de détachement émerge-t-il pour vous comme pour moi ?

Ou une peur de perdre, ou de laisser aller, ce qui nous rassure et nous rattache à cette identification ?

Juste pour le plaisir, faites-en l'essai, et prenez le temps de sentir en vous la différence, si différence il y a !

Jouons un peu au le, la, les

Pensez à quelque chose dans votre vie qui vous accable, vous a ébranlé, ou à un symptôme physique qui vous ennuie, ou vous restreint.

Le but du jeu de mots n'est aucunement de banaliser la situation, le malaise, ou le contrecoup de la maladie.

C'est un jeu pour apprendre à calibrer l'effet que la vibration du mot peut avoir sur notre corps, ou nos émotions, ou notre mental à long terme.

Choisissez une situation où vous utilisez d'emblée MON, MA, MES.

L'exemple qui revient souvent dans ma salle de coaching est : quand j'ai eu **ma** maladie ou quand **mon** ex-mari m'a quittée ou **mon** trouble de sommeil me pèse…

Maintenant, amusons-nous à changer l'adjectif possessif en adjectif démonstratif. GO !

Ma maladie devient ***la*** maladie que j'ai eue, **mon** ex devient ***l'***ex-mari avec lequel j'ai été mariée, et qui m'a quittée, ou que j'ai quitté, et **mon** insomnie devient ***l'***insomnie qui me pèse…

Et… pendant 21 jours, n'utilisez que l'adjectif démonstratif lorsque vous parlerez de cette situation.

Dans ce processus d'exploration, notez les changements qui se manifestent dans votre corps, ou sur le plan énergétique. Notamment si vous remarquez que l'événement, la douleur, perdent de leur emprise. Si le cœur vous en dit, transmettez-moi vos observations sur ma page Facebook (Gocoachingpro.com) ou dans mon site Internet.

Par contre, comme je suis neutre dans cette réflexion et puisque nous explorons ensemble, après que vous aurez fait une rétrospection sur le sujet – et si pour certains d'entre vous vous constatez que vous vous sentez limités, ou l'êtes effectivement, par l'utilisation du MON, MA, MES reliée à une souffrance ou une perte –, je vous fais part de l'exploration qui suit.

Je vous invite simplement à imaginer que vous attrapez entre vos mains cet adjectif possessif qui fait partie de votre expression au quotidien à propos d'une situation ou souffrance hors de votre contrôle, et qui semble vous limiter à vos yeux.

MON problème, MA situation ou MES troubles: déposez maintenant cet adjectif délicatement devant vous sur une table, ou à l'endroit idéal pour pouvoir l'observer à 360 degrés, en format sphérique.

S'il pouvait s'exprimer, que vous dirait-il?

Il n'y a pas de bonne ou moins bonne réponse: seulement celle qui vous procure un bien-être, maintenant.

Comme vous l'avez compris, les mots ont un impact majeur sur la façon de percevoir et de gérer la maladie, les situations, la douleur, les circonstances.

Inconsciemment, selon mon expérience, un sentiment d'appartenance s'installe avec l'utilisation de MON, MA, MES dans certaines situations, ou à l'égard de certains symptômes, me gardant ainsi prisonnière, retenue par les liens d'attachement, d'identification. Et cela bloque mes ressources internes susceptibles de m'orienter vers l'amélioration.

L'inconscient ne saisit pas la différence entre l'adjectif MON et LE, je le concède, mais il vibrera en fonction de l'émotion qui s'en dégage.

Tout comme il se souvient en nous projetant l'image d'un souvenir heureux ou par l'odeur d'un parfum, ou à l'écoute d'une chanson.

Tant qu'il est programmé à agir ainsi, il réagira et se dirigera tout droit vers ce que nous répétons au quotidien.

Le capitaine c'est nous, et lui le bateau. Nous seul pouvons le diriger vers le voyage, et la destination qui nous convient le mieux.

Il suivra ! Vous en serez étonné. Il placera même sur votre route l'entraide et l'itinéraire encore inconnu pour l'atteinte de la réussite de votre destinée.

Plus nous sommes capitaines de notre bateau, plus il nous permettra d'atteindre la destination, c'est-à-dire un bien-être profond.

8

La puissance des croyances

Je crois fortement que nous sommes tous créateurs de notre vie, ou du moins, que nous pouvons influencer notre cheminement dans cette vie sur terre au nom de pensées que nous entretenons, des choix que nous faisons, des réactions que nous choisissons d'adopter, des actions que nous entreprenons, et j'estime que nous apprenons de nos écueils.

Si tu plantes une semence de tomates, ne t'attends pas à récolter des oignons ou des poivrons !

Les croyances, quant à moi, sont les piliers de nos vies.

Une croyance peut te servir, mais aussi te nuire.

Cela dépend de la croyance « aidante » ou « limitante » qui sert de base à la construction de ta maison.

Le fait de prendre le temps d'observer sur quel type de piliers nous bâtissons nos vies, nos rêves, nos relations ou projets, peut être très bénéfique, et assurer que le bâtiment sera bien solide, paré à contrer les intempéries.

Allez poser la question aux gens que vous admirez, et qui vous inspirent, soit par leur réussite ou leur courage.

Vous serez surpris d'apprendre que la plupart trimballent une croyance aidante depuis l'enfance.

Moi j'ai bâti ma vie longtemps sur une croyance limitante : *Dans la vie, il faut se battre pour faire sa place.*

Plusieurs circonstances de ma vie m'y ont conduite.

Et j'y ai cru longtemps.

Peut-être est-ce une déformation professionnelle qui me poussait à nourrir cette croyance ?

En fait, à bien y penser, c'est au cours de ma petite enfance que cette croyance est née, et a fait sa place bien à elle inconsciemment dans ma vie.

Elle s'est manifestée à un moment précis. Un moment où j'ai eu besoin de me protéger contre la blessure de l'humiliation.

Je me suis fabriqué une armure dès cet instant, telle une guerrière prête à se battre pour ne pas perdre la face et prendre sa place.

Je me souviens de la promesse que je me suis faite de ne jamais baisser les bras devant la peur, l'échec ou l'adversité.

Avec le recul, je me dis : *Que d'énergie déployée dans beaucoup de sphères de ma vie pour donner raison à cette « croyance » !*

Je l'admets, ça m'a aussi apporté du bon. Je dirais même qu'une motivation se cache derrière nos peurs ou nos croyances « négatives ou limitantes. »

« Il y a du bon dans chaque situation. » Je m'incline !

Cette citation est une de mes croyances aidantes.

Elle m'apporte beaucoup. Entre autres, elle permet d'obtempérer vers un état de résilience, au lieu d'un état de résistance, quitte à faire un tour de 360 degrés pour découvrir le meilleur.

Cependant cette croyance limitante que je nourrissais, autant qu'elle m'a servi longtemps, maintenant ne me sert plus.

Je me suis épuisée à force de me battre, d'avoir à prendre ma place, ou de tenter d'en créer une à ma convenance.

J'ai donc modifié cette croyance limitante pour cette nouvelle croyance aidante qui m'apporte un état de bien-être et ajoute des possibilités :

Dans la vie, j'obtiens tout ce dont j'ai besoin facilement et aisément.

Le stress vient de tomber en une seconde juste en récitant cette phrase.

Soulagement instantané !

Au lieu de me battre, j'ouvre grands les bras et j'accueille ce qui est bon pour moi. Ça me permet de vivre mon bonheur et remplir ma mission de vie.

WOW !

Et vous savez quoi ?

La place se fait d'elle-même.

Je vis des moments incroyables depuis ce changement, car plus je vibre sur ma nouvelle croyance, plus la vie place sur ma route des gens, des moments, des projets qui renforcent, valident et augmentent l'effet d'aimant.

Il faut se donner du temps.

Ça n'arrive pas radicalement au moment même où tu commences à te répéter ce nouveau leitmotiv.

Il faut du temps avant que cette nouvelle énergie puisse pénétrer ton cercle énergétique, ton subconscient, pour que l'effet se fasse ressentir, et que les résultats se manifestent.

Un peu comme lorsqu'on est en attente dans une longue file à la queue leu leu.

Avant de pouvoir entrer dans un parc d'attractions, il est préférable de se placer en ligne, d'attendre que des gens aient passé leur tour, ou quittent, libérant l'espace pour que d'autres personnes puissent aussi entrer et s'amuser.

Tu dois attendre ton tour jusqu'à ce que tu passes le tourniquet, n'est-ce pas ?

Le même processus logique s'impose pour la nouvelle croyance aidante.

Elle doit attendre que la vibration limitante l'ayant précédée, laquelle se trouve à l'intérieur et qui gouverne inconsciemment tes actions, puisse sortir, et laisser place à celle qui suit.

y : vibration de l'ancienne croyance limitante
x : vibration de la nouvelle croyance aidante

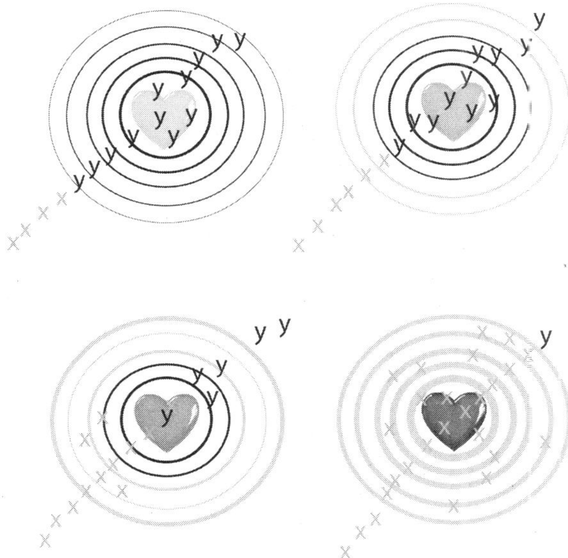

©gocoachingpro.com

Dès lors, arrivée à son tour, la nouvelle croyance aidante devient ta nouvelle vibration positive qui occupe ton cercle d'énergie.

Mais bon, soyons patients !

L'attente peut être longue avant que vous en constatiez l'effet.

Surtout si on entretient depuis des années cette croyance qui nous limite.

Un pas à la fois.

Ça viendra.

Cette énergie négative finira par être expulsée, et s'éliminera avec le temps, laissant place à la nouvelle vibration et à toute l'énergie positive qui en découle, en toi et autour de toi.

Comme je le dis souvent aux personnes qui viennent me consulter en coaching, si cette croyance te sert, continue de la nourrir ; si elle t'a servi, mais ne te sert plus, choisis ce qui est mieux pour toi ! Modifie-la, transcende-la, mène-la vers son versant positif.

Ne garde que le bon et remercie le moins bon. C'est peine perdue que de tenter d'éliminer une croyance limitante !

Je l'ai créée parce qu'il y avait en moi un besoin d'apprendre d'elle.

Mieux vaut l'accueillir et la remercier, car elle fait partie intégrante de mon moi profond, de ce qui a bâti mon identité.

Comment ne puis-je pas éprouver de gratitude pour l'apprentissage qui en ressort ?

Comment en vouloir à une croyance, aussi limitante soit-elle, qui m'a permis d'atteindre de grands objectifs ?

J'aime bien faire la comparaison de choisir de s'identifier à une croyance avec l'acquisition d'un tatouage.

Un peu comme celui que nous aurions choisi pour soutenir un état d'âme ponctuel, ou après plusieurs années d'introspection.

C'est un besoin de manifestation, pour la plupart.

Le tatouage sélectionné reflète une partie de nous, ce à quoi nous voulons nous identifier, un épisode de vie à nous remémorer, au moment où nous choisissons le dessin, et même l'artiste qui l'exécutera.

Je suis toujours étonnée de discuter de la signification des tatouages avec les gens que je croise ou mes amis qui en ont.

C'est très précis chez chacun.

Il y a une identification profonde. Je dirais même un ancrage de leur identification, ou une période marquante de leur vie à immortaliser, par le choix du dessin, du texte ou du symbole qui les représente à un moment précis.

Certains, chez qui le souvenir est tellement ancré, en viennent à oublier la présence de ces tatouages sur leur corps, et cette identification fait partie d'eux jusqu'à leur mort.

Mais n'est-ce pas courant que soudainement, dans une période de leur vie, certains décident, sans trop comprendre pourquoi, de modifier le fameux tatouage qu'ils avaient pourtant tant désiré, lequel ponctuait une partie de leur évolution, leur expression ? On ira jusqu'à souhaiter le transformer en une image qui les rejoint davantage ou alors, sans plus attendre, on veut l'éliminer, comme s'il nous brûlait la peau, ou l'âme !

Cette métamorphose s'applique aussi aux croyances !

Lorsqu'une croyance ne nous convient plus, nous pouvons la modifier !

On déploie plus d'efforts dans le processus de changement, c'est vrai ! Enfin je le pense. Mais c'est moins coûteux que le retrait d'un tatouage, quoique tout aussi douloureux dans certains cas.

Plus nous éduquons notre mental à de nouvelles croyances aidantes, plus notre vie se transforme pour le mieux.

9

La guerrière à la retraite

C'est bel et bien vrai, j'ai l'âme d'une guerrière.

Avec les années, j'ai beaucoup appris grâce à ce trait de caractère.

Je fonce même si je dois combattre la peur.

La peur, je la regarde bien en face, et je fais d'elle une alliée maintenant.

Je cherche les ressources intérieures à activer pour l'apprivoiser, me rassurer, la surmonter, et je détermine à quoi elle me sert; après… j'avance ou je me réaligne.

Étrangement, après cet apprivoisement, la vie me lance des signes, met sur ma route les bonnes personnes, me procure l'entraide nécessaire.

Un jour, dans un séminaire que je suivais, la psychothérapeute et coach en programmation neurolinguistique (PNL) qui nous offrait la formation, faisait état de recherches qui avaient été menées en physique quantique sur des gens aux prises avec une personnalité multiple.

Je parle ici de pathologie des troubles mentaux. C'est tout de même incroyable comme explication de sa part.

Elle relatait le cas d'une femme qu'on avait suivie en psychiatrie pendant plusieurs années. Elle pouvait passer d'un état diabétique à un autre qui ne l'était pas dans l'espace de quelques heures. Prise de sang à l'appui.

Son état changeait radicalement lorsqu'elle adoptait une autre de ses diverses personnalités.

Un autre cas étudié était celui d'un homme qui avait aussi une personnalité multiple.

Il possédait plusieurs paires de lunettes avec des prescriptions différentes selon la personnalité qui se manifestait.

Inexplicable et impressionnant, n'est-ce pas ?

Je ne sais pas pour vous, mais moi ça m'a beaucoup impressionnée de constater que le corps peut réagir si fortement aux influences de ce que l'on croit, tout comme notre mental.

J'en ai conclu, selon ma compréhension, que si nous croyons fermement que nous sommes qui nous sommes, nous devenons cet être, conformément à nos croyances, au point d'influencer notre identité profonde, nos réactions physiques, et par conséquent le parcours de notre vie.

Notre corps peut même changer de programmation et de « pattern » ou profil !

Alors… je me suis posé la question suivante !

Ai-je encore besoin de cette guerrière en moi qui m'accompagne depuis ma tendre enfance?

Qu'a-t-elle nourri en moi?

Quel mécanisme a-t-elle provoqué et enclenché dans mon corps, quant à mes choix, mes réactions?

Qu'a-t-elle permis dans ma vie, quant à l'atteinte de mes objectifs?

Ou bien jusqu'à quel point m'a-t-elle peut-être limitée? Ai-je bien appris d'elle et puis-je maintenant la remercier de ses loyaux services, et déposer les armes?

Est-ce nécessaire de me battre encore pour atteindre mes buts?

Car pour être une guerrière, ça prend un combat. Non?

Ne pourrais-je pas avancer simplement vers mes rêves, sachant que tout vient à moi facilement et aisément?

Une guerrière à la retraite.

Voilà! Pourquoi pas?

La raison pour laquelle je vous pose mes 100 questions à 5 cents, c'est qu'en fait, après la dernière chirurgie pour la reconstruction de mes mamelons, j'ai compris que je venais de créer ma nouvelle identité physique. Alors pourquoi ne pas m'amuser à explorer davantage l'aspect émotif et caractériel, qui en découle!

Et si j'avais la possibilité de peaufiner cette nouvelle identité, puisque le combat est fini?

Qu'adviendrait-il ?

Donner une pause à la guerrière en moi qui m'a sauvée plus d'une fois de la mort, m'a permis de ne pas sombrer, et m'a protégée.

Choisir de mettre maintenant de l'avant la femme douce, épanouie, heureuse à qui tout vient facilement et aisément.

J'avoue qu'un sourire se dessine lorsque je relis ces dernières lignes, et un apaisement profond se manifeste dans mon corps.

Je suis curieuse !

Peut-être aussi qu'une partie de votre identité ne vous sert plus maintenant dans votre vie ? Laquelle vous a beaucoup appris, mais en votre for intérieur, vous aimeriez modifier cette parcelle d'identité pour mieux répondre au grand « JE » que vous êtes maintenant.

Il n'est pas nécessaire de passer sous le bistouri pour modifier des aspects de notre personnalité qui aimeraient s'exprimer autrement, c'est certain !

Quelquefois un recul est bénéfique pour modifier certaines croyances, ou certains schémas, ou simplement se redécouvrir en changeant de… paires de lunettes !

10

La rencontre du courage

On voit en moi la femme forte, courageuse, audacieuse, inébranlable malgré l'épreuve du cancer, qui à ce point de ma vie, n'a pas été la plus éprouvante.

C'est vrai, j'ai cette aptitude innée de transcender et de transformer les épreuves. Lesquelles pourraient normalement m'écraser, me laissant morte sur un trottoir, comme ce soir d'été de 1997 !

Cette nuit-là, j'ai fait la rencontre du courage, et pendant les années qui ont suivi, j'ai maintenu notre lien. À ce moment précis également, lorsque j'ai ouvert les yeux, et repris conscience après tous les coups d'une violence sauvage portés sur mon corps, la guerrière en moi a vraiment sorti tout son attirail jamais utilisé auparavant, pour défendre ma vie, et pour survivre au bénéfice de mon enfant.

Je n'ai pas de mérite.

J'ai cette prédisposition au courage.

Aucune idée si un gène Hx3D… existe pour ça.

Je me suis surtout entraînée, au fil des ans, à éduquer mon mental en vue de faire le tour du jardin, de tous ses recoins. Cela me permet de détecter et de rester concentrée sur la fragrance des fleurs malgré l'odeur du fumier qui envahissait ma vie.

Je sais qu'avec toutes ces épreuves, et sans l'application de visites virtuelles à 360 degrés, j'y aurais laissé ma peau avec le temps. Autrement, c'est ma psyché qui aurait cédé !

J'ai longtemps réfléchi à la perspective de partager avec vous certains épisodes marquants, troublants, traumatisants, « déracinants » qui ont influencé mon parcours de vie.

Pour certains, ça pourrait sembler lourd, mais pour d'autres, complètement à l'opposé.

Ce que j'aime de l'écriture, c'est que chacun en retire le message, la réflexion selon la paire de lunettes qu'il porte !

Je tenais à ce que ce livre soit inspirant, avant tout… mais aussi dans la transparence.

Peut-être y a-t-il de l'inspiration qui naît après de fortes émotions ?

Vous seuls pourrez me le dire !

Je vous confie ceci : je déteste le regard de pitié !

Tu sais, les yeux hagards qui ne savent pas trop où regarder lorsque la personne devant toi sait que tu as vécu une expérience difficile.

Comme si soudainement une caméra fixée devant ton visage t'observait, et que tu devais faire semblant que tout est normal, alors que le normal semble anormalement inconfortable !

Ce regard-là, je l'ai croisé plus d'une fois ! PUS CAPABLE !

C'est pour cette raison que j'ai très peu parlé du cancer ou affiché la couleur rose dans ma période cancéreuse, et qu'après réflexion, j'ai opté pour la reconstruction mammaire, incluant celle de mes mamelons et le tatouage des aréoles.

Je n'étais simplement plus capable d'expliquer…

Je pense que mon film documentaire m'a permis d'exprimer tout ce qui se passait dans ma tête, mon cœur et mon corps.

C'est pourquoi j'encourage toute personne qui vit un traumatisme, un deuil, l'épreuve de la maladie, à choisir son véhicule d'expression comme exutoire.

Créer, créer, créer, même si personne ne lira le livre de votre vie, n'admirera les toiles de vos nuits ou les chansons de vos ennuis !

Mais peut-être qu'au contraire, tout cela deviendra une nouvelle destinée dans votre vie.

Pour moi, comme pour bien d'autres, ce fut le cas.

L'important est de SE PERMETTRE DE SE LIBÉRER, sans censure.

De mon côté, le cancer a été le film documentaire, et pour l'épreuve de l'agression, que j'ai vécue et que je me permets de vous raconter un peu plus loin, ce fut la chanson.

Je me rassure donc en ce qui concerne ce choix de divulguer certains chapitres lourds de ma vie.

Je me dis que pour apporter certaines réponses aux questions posées sur le comment, il est nécessaire de m'étendre un peu sur le sujet, et sur la relation cause à effet des états affectifs à long terme.

Ces révélations n'ont pas été faciles, car le sujet touche des gens qui me sont très chers, et ouvrent des chapitres de ma vie que j'avais soigneusement enfouis en moi.

L'enfouissement peut corrompre ! Je le confirme.

Certains d'entre eux se sont éloignés de mon cœur, bien que je les aie aimés, que je les aime encore et aimerai toujours, mais par-dessus tout, je tiens à les protéger.

Par contre, il y a ma réalité que je ne peux plus nier.

Celle que j'attribue à mon équilibre émotionnel, laquelle je me dois maintenant de respecter au détriment de l'objectif de plaire, ou de moins plaire.

Je vais donc tenter en toute humilité, et en donnant le meilleur de moi-même, de vous livrer mon côté de la médaille, et ma perception selon ma capacité d'analyse ou de compréhension des événements.

Je souhaite, dans tout ce processus, ne pas trop écorcher sur mon passage ceux que j'aime, et lancer ou amorcer plutôt des pistes de réflexion.

11

Pressez ici, j'ai besoin d'être aimée

Je n'ai jamais rencontré sur ma route un humain qui n'a pas besoin d'« amour ».

Ce besoin existe dès la naissance.

Rien ne semble le remplacer, car cet état nous donne une raison d'être, de vivre et de survivre.

Pour certains, ce besoin sera une quête tout au long de leur vie, et pour d'autres, un apprentissage vers la rencontre de leurs ressources internes d'amour, là où je me suis retrouvée après bon nombre d'épreuves et de cicatrices.

Depuis ma petite enfance, ce besoin d'être aimée ou ce besoin d'amour incommensurable a teinté inconsciemment mes choix, mes actions, jusqu'à il n'y a pas si longtemps, plus exactement le 2 novembre 2013, lorsque j'ai osé regarder dans le miroir ce qui restait de mes seins… en fait plus rien.

Je n'ai pas de regret, car le regret ronge notre cœur, mais j'avoue qu'avec le cancer qui a rongé mes seins, j'ai dû m'arrêter pour analyser le tout.

En observant les drains fixés à ma chair et ce qui avait été jadis une partie de la femme que j'étais, j'ai senti une brisure en moi.

Une vive douleur, puis ce soupir de soulagement comme si mon âme enfin pouvait se révéler dans toute sa splendeur et fragilité sans se censurer par ce fameux besoin d'être aimée.

Je venais de semer une réponse qui m'élèverait au-dessus de la souffrance.

« Apprendre à m'aimer. »

Mais comme vous savez, chose dite n'est pas chose faite.

Ça prend le temps que ça prend pour faire germer tout ça !

En plus, comme ce besoin était ancré profondément en moi, labourer le terrain et entretenir tout ça au quotidien, c'est un travail à temps plein assez laborieux.

Les mauvaises herbes poussent souvent plus vite que l'éclosion de la fleur !

Mais comme il y a du bon dans chaque situation, ce processus d'exploration a été très bénéfique.

Entre autres d'être en gratitude, car ce besoin a aussi contribué à l'être que je suis maintenant, même si…

Déjà en bas âge je vivais l'humiliation, l'intimidation et le rejet de la part des petits humains de mon entourage.

J'étais différente, très grande, trop mature pour mon âge, timide, une jeune fille fortement curieuse (je le suis toujours).

Je m'intéressais aux arts, j'observais, j'encaissais les durs jugements de mes camarades, et leurs coups aussi... Par conséquent, je ne m'exprimais pas.

À l'école primaire, les enfants me trouvaient vraiment « bizarre ».

En fait, je ne me suis jamais considérée comme une enfant lorsque j'étais petite.

C'est peut-être pour cette raison que je me sens aujourd'hui dans mon cœur comme une éternelle enfant.

J'ai commencé la danse classique à l'âge de deux ans et demi.

À 10 ans, je passais mes week-ends avec ma mère qui enseignait la danse, et je l'assistais du mieux que je pouvais.

Même si j'étais plus grande que de coutume, et que je me tenais bien droite devant les élèves, j'avais la trouille de me tromper et de donner un mauvais exemple. Au point de me répéter :

« T'es capable, t'es capable, t'es capable. »

Ce mantra, je me le répète encore, chaque fois que la trouille s'empare de moi lors d'un défi professionnel à relever ou même personnel.

La danse était tout pour moi, et le restera.

C'était mon rêve, mon avenir.

Dans mes prières au petit Jésus, dont je suis tombée amoureuse en regardant le film *Jésus de Nazareth*, de Franco Zeffirelli, tout était dirigé vers ce souhait le plus profond en moi : être une grande danseuse et voyager !

Alors je dansais !

Sans trop savoir comment ma bonne étoile me guiderait, j'étais persuadée que mon rêve se concrétiserait.

J'étais tellement convaincue de ma réussite, qu'après avoir essuyé un refus à mon audition à l'école secondaire Pierre-Laporte (la seule de l'époque à offrir la concentration danse-études), en plus d'entendre l'évaluateur me dire que je n'avais vraiment pas le profil physique ou la morphologie pour réussir en danse, ce désir que je ne connaissais pas a surgi en moi : me dépasser.

Je me souviens que du haut de mes 11 pommes, les yeux baignant dans l'eau, j'ai crié dans un silence absolu :

« Regarde-moi bien aller ! T'es qui, toi, monsieur avec tes lunettes pour me dire que je ne peux pas danser ! »

L'orgueil a aussi de bons côtés ! Les briseurs de rêves également.

Ou bien est-ce la croyance profonde en mes rêves qui m'a poussée, ou est-ce le désir de me prouver ?

Peu importe !

À l'été de mes 15 ans, j'étais acceptée aux Ballets Jazz de Montréal dans le programme de bourses.

Je quittais ainsi l'école en février à 16 ans, et partais vivre à Montréal pour poursuivre mon RÊVE.

J'aimais les études, j'avais de bonnes notes, mais j'ai rapidement compris que les bancs d'école n'étaient pas ma place.

Aujourd'hui, sauf pour mes certificats en coaching professionnel et danse, toutes mes expertises en arts visuels, musique ou gestion d'entreprise, je les ai acquises en autodidacte.

Ça prend un profil particulier pour cette école unique de la vie.

Je ne changerais rien à mon parcours.

Ce fut le chemin tracé, et j'en suis fort satisfaite, mais j'avoue entre parenthèses qu'à une certaine période de ma vie, avoir pu emprunter d'autres chemins d'exploration, avec dans mon bagage un diplôme de 5e secondaire, cela aurait créé d'autres possibilités.

Mais comme je le dis toujours et vous le savez maintenant : « Il y a du bon dans chaque situation. »

« La pensée crée ! »

À 17 ans, je partais en tournée en Europe comme danseuse, chorégraphe et choriste avec un chanteur ringard.

Peu importe, je partais à l'aventure et mon induction d'être payée pour voyager ne faisait que commencer à se concrétiser.

À mon retour de tournée, avec mes économies je m'achète un piano, et je commence à explorer le monde de la composition.

Dans les cinq années qui ont suivi, j'ai goûté et développé plusieurs de mes passions : les tournées mondiales, la comédie musicale, l'écriture, la composition, l'*acting*, l'entrepreneuriat, et un jour, à 21 ans, je me suis dit : *pourquoi pas l'amour* ?

Je voulais profondément être mère, fonder une belle famille avec mon amoureux, et surtout être une bonne mère pour mes enfants.

Ça allait de pair avec ma philosophie de donner au suivant.

Mais l'amour, ou plutôt la relation amoureuse, aura été jusqu'à ce jour l'apprentissage qui m'aura demandé de relever le plus de défis.

Car sincèrement je ne portais pas en moi ce sentiment d'amour envers moi-même. Je n'étais jamais assez bien !

Alors imaginez ce cocktail de manque d'amour envers moi-même, mêlé je vous rappelle au besoin d'être aimée. Il n'est pas surprenant que tout ce mélange ait mis sur ma route des gens exceptionnels que j'ai aimés, et ne pourrai jamais « désaimer », au profil manipulateur, dont certains atteints de troubles de dépendance affective ou de personnalité narcissique ou égocentrique, même de jalousie maladive. Des êtres chers à qui j'ai offert le bouton « PRESSEZ ICI et si vous « m'aimez », vous obtiendrez tout ce que vous voulez ! »

J'apporte ici cette précision, car je veux m'assurer que l'on me comprenne très bien, étant tout de même consciente que chacun a droit à son interprétation personnelle.

Dans ma carte du monde, les manipulateurs n'existent que si un individu se laisse manipuler, inconsciemment il va sans dire.

Je ne connais personne qui se dise : *Hé ! Pourquoi ne pas me faire manipuler dans les 25 prochaines années de ma vie et en souffrir ?*

À l'instar de bien des individus avant moi, je ne possédais pas encore les outils adéquats dans mon coffre.

Ce qui m'amène à préciser que je suis entièrement responsable de mes choix, et que grâce aux événements de ma vie, je suis là où je dois être, faisant ce que je fais, étant au meilleur de moi-même et dans ce, ici et maintenant, sans sentiment de culpabilité, ni rancune ou amertume.

J'ai laissé certaines personnes me manipuler dans mes relations amoureuses, et assurément dans mon rôle de mère monoparentale.

C'est évident.

Mais les autres en sont-ils la cause ou sont-ils responsables ?

Aujourd'hui, avec le recul, je peux dire que non !

J'avais besoin de reconnaissance, de sentir l'amour dans le regard de l'autre, et de vivre ce sentiment d'acceptation au détriment de mon bonheur.

Pour moi la confiance est divisée en deux segments :

1. la confiance en qui tu es ;
2. la confiance en ce que tu fais.

À cette période de ma vie, je n'avais vraiment pas confiance en qui j'étais.

J'étais dans le « faire » et non dans l'« être ».

Car tu peux avoir confiance en ce que tu fais, mais pas nécessairement en qui tu es, dans certains aspects de ta vie.

J'ai croisé bon nombre de gens comme moi qui avaient une carrière incroyable, mais dont la vie amoureuse était remplie d'embûches et d'échecs.

J'en ai conclu que si le manque de confiance en moi existe, l'école de la vie se charge de m'éduquer adéquatement en plaçant sur ma route certaines expériences d'apprentissages enrichissantes, lesquelles me font évoluer vers l'atteinte d'un bonheur profond.

Je considère que je suis une élève de la vie, et que je suis sur terre pour apprendre.

À moi de choisir l'approche idéale pour mon éducation et mon évolution.

Vous connaissez le triangle de Karpman ?

12
Le triangle dramatique

J'ai reçu un cadeau magnifique avec la naissance de mon enfant.

J'ai 23 ans, et je suis prête à découvrir mon nouveau rôle de mère après deux années de vie de couple avec un bel homme qui me fait rire, et avec lequel je partage les mêmes passions, enfin celles que je connaissais.

Nous sommes « heureux ».

Après un an de relation amoureuse, nous choisissons d'habiter ensemble.

Mon travail est partagé entre mes deux écoles de formation en danse, théâtre et chant, les tournées, les émissions de même que la publicité télévisée.

J'avance dans ma carrière, et j'économise dans le but de m'acheter une maison et de fonder une famille.

Je suis d'un tempérament « sauveur », ce qui signifie qu'aider et me soucier des autres font partie intégrante de mon essence, et c'est un aspect prédominant de ma personnalité.

Ce n'est pas un problème en soi, tant que tu demeures en dehors du triangle dramatique. Car qui dit sauveur dans ce triangle dit aussi victime, dit aussi persécuteur. J'explique de manière succincte.

Inévitablement lorsque tu es dans le triangle de Karpman, tu te balades de rôle en rôle sans même en avoir conscience.

Après cette brève introduction, vous verrez peut-être une lumière qui clignotera dans certaines circonstances redondantes de votre vie.

Qui sait ? Tout comme moi, peut-être que cela vous permettra d'analyser si vous êtes dans ce fameux triangle infernal, et si ça se trouve, quel rôle vous y jouez.

TRIANGLE DRAMATIQUE
DE STEPHEN B. KARPMAN

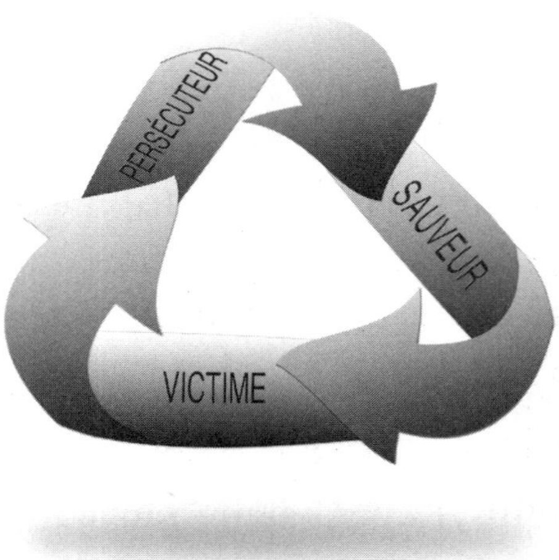

©gocoachingpro.com

Ce qui est commun à ces « jeux de rôles » est l'étanchéité, mais avant tout, la fondation.

Je m'explique.

Comme la fondation d'une maison, la peur, selon mon analyse, est la fondation du triangle.

Comme un toit empêche l'eau de couler dans une maison, l'étanchéité de résistance joue le même rôle en ce qui a trait au regard des autres : reconnaissance ou appréciation.

En résumé, même si l'autre fait un compliment, celui-ci se retrouve à glisser comme sur le dos d'un canard sans jamais pouvoir pénétrer et se déposer à l'intérieur du cœur de la personne.

Il est donc courant qu'un individu campant le rôle de SAUVEUR, par déception, après avoir tout donné à l'autre sans nécessairement répondre à une demande, et s'être chargé du problème même s'il n'en avait pas envie et sans même en être conscient, glisse dans le rôle de VICTIME.

Cet état de victimisation est provoqué lorsqu'il constate un manque flagrant d'« appréciation » chez la personne à qui il vient en aide, ou s'il sent un manque de reconnaissance envers sa grande générosité.

Il s'apitoiera sur lui-même, se plaindra d'avoir tout donné à l'autre, et pour faire bien comprendre son point il glissera cette fois-ci dans le rôle du PERSÉCUTEUR, critiquant l'attitude de l'autre et l'avertissant qu'il cessera toute forme d'aide ou de soutien s'il en est ainsi.

Le cercle reprend alors sa rotation dès qu'une situation se présente et enclenche à nouveau le jeu de rôle.

Chez moi, prédominait le « sauveur ».

D'autres sont peut-être « victimes », et/ou enfin « persécuteurs ».

C'est selon, et aucun des trois rôles n'est bénéfique au sein d'une relation.

Vous comprenez bien sûr que ce jeu de changement de rôle est inconscient, et il implique d'être en relation avec d'autres.

Mais lorsqu'on en devient conscient et qu'on comprend le jeu, ce schéma comportemental peut changer.

Loin de moi l'idée de vouloir donner un cours complet sur le triangle de Karpman, mais cette brève explication sert à introduire les prochains chapitres de ma vie.

Deux semaines après la naissance de ma fille, j'étais sans nouvelles de son père depuis plus de six heures, lequel avait disparu avec ma voiture et... ma carte-guichet.

J'ai serré mon enfant près de mon cœur, en pleurant.

Je me souviens d'avoir prié dans cette attente infernale pour qu'il soit sain et sauf.

Après plusieurs heures de recherches, d'appels dans les hôpitaux, dans les services de police, et plongée dans une anxiété à m'arracher le cœur et les larmes, je me suis endormie avec mon bébé.

Les heures ont passé et passé.

Après mon septième appel, un des agents de police qui se voulait rassurant m'a conseillé d'attendre encore quelques heures avant de porter disparu mon conjoint.

« Vous savez, madame, peut-être que votre mari est parti faire la fête !

— Quoi ! Vous n'êtes pas sérieux. Nous venons d'avoir un enfant il y a à peine deux semaines. Il ne ferait jamais une chose pareille ! »

Eh oui !

Il s'est pointé 18 heures plus tard, les yeux vitreux.

J'étais soulagée de le revoir en vie… mais rapidement, j'ai constaté qu'il avait un regard étrange… En fait, il était « gelé comme une balle ».

C'est à ce moment-là que je me suis rendu compte qu'après deux ans de relation, de partage et de confiance, l'homme que j'aimais, que j'hébergeais, que je nourrissais, parce qu'il avait de la difficulté à se trouver un emploi, ou plutôt à le conserver, était en fait un mythomane professionnel, un alcoolique, un cocaïnomane, un manipulateur de première classe et… que l'agent de police avait eu raison.

Lorsqu'à son retour, d'un air piteux, il m'a annoncé qu'il avait dépensé tout l'argent de mon compte de banque… pour s'acheter de la cocaïne, non seulement le cœur m'a éclaté en morceaux, mais la colère envers lui, et surtout envers moi-même de n'avoir rien vu venir, m'a plongée dans un mutisme de déception profonde.

A suivi pendant des jours un scénario dramatique récurrent de regrets, de demandes de pardon, de « Je m'excuse, beauté, tu sais combien je t'aime », sans parler des bouquets de fleurs et des mots d'amour, accompagnés de larmes pour appuyer son regret envers cet écart éphémère.

Parce que je souhaitais le meilleur pour mon enfant, et des parents pour l'aimer et l'encadrer, j'ai fermé les yeux sur cet événement.

Le cours de notre vie a repris comme si de rien n'était…

Les mois ont passé et les doutes aussi. « Un écart sans plus », me jura-t-il…

Je voulais bien y croire, et j'y ai cru.

Rapidement la confiance est revenue.

Il savait s'y prendre avec moi, et moi… je n'y voyais que du feu !

Naïveté, manque d'expérience, amour aveugle, besoin d'être aimée, peu importe : comme je dis, je n'y voyais que du feu.

La seule chose que je voulais était de croire au « NOUS » !

Cette croyance, je l'ai entretenue aveuglément pendant plus d'une relation.

C'est bien de croire au NOUS, tant et aussi longtemps que le JE n'est pas aux oubliettes !

Toujours dans l'esprit d'offrir le meilleur à ma famille, quelques mois plus tard je défraie la scolarité de monsieur par un virement dans son compte bancaire, pour qu'il puisse payer les coûts des cours du soir auxquels il s'était inscrit à HEC Montréal (alors appelé École des hautes études commerciales).

« C'est plus facile pour ma déclaration de revenus », m'expliqua-t-il, et il me rembourserait dès son retour.

« Je veux un bon job ! Je suis père maintenant, et je veux offrir ce qu'il y a de mieux à ma fille », me dit-il avec son regard suppliant.

Comment dire non à ça ?

Je pense que son fond était bon, mais après quelques mois dans lesquels le doute est revenu en raison des histoires nébuleuses et incohérentes autour des relevés de notes qui n'arrivaient jamais, j'ai voulu me rassurer ou… confirmer mon doute.

Un soir, comme plusieurs, il est parti pour l'« école ».

Il s'est rendu à l'arrêt de bus, et moi j'ai sauté dans ma voiture avec mon bébé dans son siège placé à l'arrière.

J'ai suivi l'autobus.

Arrivée à destination, je me suis garée pour constater que l'examen ardu dont il m'avait parlé, et pour lequel il était parti ce soir-là, se passait en fait au bar du Café Campus en ingurgitant bière après bière.

Je l'ai observé plus de deux heures, en espérant qu'un signe m'indiquerait que je m'inquiétais pour rien.

Il m'aimait, il me l'a dit.

Dans le rétroviseur, je regarde ma fille, mon rayon de soleil.

Elle dort paisiblement. Elle n'est consciente de rien… Enfin, c'est ce que je pense !

Mon cœur se serre tellement j'ai de l'amour pour elle.

Soudainement, mon regard est attiré vers l'intérieur du bar.

Il se lève, et quitte pour prendre le bus à l'heure prévue comme à chaque fois qu'il entrait après une grosse journée de travail et « d'études ».

Je redémarre la voiture et à mon tour quitte pour me rendre chez moi avant qu'il revienne.

Arrivée à la maison, les yeux dans l'eau, la trahison dans le cœur, je couche délicatement ma fille dans son lit.

Elle dort profondément.

Je m'installe avec un livre dans le lit conjugal, feignant l'attente de mon homme, et de sa dure soirée d'examen.

Moi aussi je peux être une bonne comédienne, me dis-je, même si la rage me gruge le cœur.

Quelques minutes plus tard, il entre dans la chambre.

Il est épuisé.

Je l'écoute tout en l'observant me mentir mot après mot.

J'ai encore en mémoire la gestuelle de son visage, comme si, pour la première fois, je découvrais ce « vrai visage » et reconnaissais toutes les fois où il m'a menti.

Il me livre, tel un acteur, le monologue d'un scénario peaufiné et complet : son examen avait été si difficile que, pour se relaxer après, il était allé prendre une bière avec les « *boys* », question de décompresser.

Cette nuit-là je n'ai pas dormi, et j'ai tout compris.

Je dis toujours que j'ai une bonne étoile et que la vie est bonne avec moi…

Encore une fois, elle a pris soin de moi, mais peut-être pas autant de ma fille, ou peut-être plus que je le pense !

13

« Papa n'est pas là ? »

Durant les années qui ont suivi ma rupture avec le père de ma fille, j'ai découvert combien un lien paternel, même néfaste, brisé ou délaissé, a une place de choix dans le cœur d'un enfant.

Et… combien un lien est important pour l'équilibre et l'évolution émotive d'un petit être, même si ce lien est déchiré, et crée le rejet et l'abandon.

Cet après-midi-là, comme plusieurs autres après-midi depuis la séparation, ma fille attend devant la fenêtre du salon.

« Maman, pourquoi papa y est pas là ? » Du haut de ses trois pommes, elle est vêtue de sa belle robe longue blanc crème avec un petit motif fleuri vert, bleu et jaune que je lui ai confectionnée.

Elle attend patiemment dans sa prestance de princesse.

À chaque voiture qui passe dans la rue, elle se tourne rapidement en me cherchant de ses yeux noisette remplis d'espoir.

Machinalement, elle attrape ses menus avant-bras et les serre très fort en signe de nervosité et d'appréhension. Un geste qu'elle fait encore depuis toutes ces années chaque fois qu'elle est émotive ou perturbée.

Elle a préparé sa petite valise la veille, car elle tenait à le faire elle-même.

« Je suis une grande fille », me dit-elle fièrement.

Elle y a placé tous ses vêtements préférés et me regarde sérieusement.

« Je sais aussi compter. Il reste un dodo avant que papa vienne me chercher. »

Je souris. Elle est tellement belle.

Le matin du grand jour, elle choisit la couleur de ses rubans pour ses cheveux qui se marient parfaitement avec sa robe.

Je l'ai aidée à se vêtir, et je lui ai fait une queue de cheval – sans oublier d'y attacher le ruban, me rappelle-t-elle.

Cet après-midi, comme bien d'autres, et comme toutes les fois qu'il le lui avait promis… il n'est pas venu.

Il n'a même pas téléphoné.

Encore une fois.

Elle a attendu des heures…

Le soleil s'est couché.

Après un certain moment, fatiguée et comprenant qu'il l'avait encore une fois abandonnée, et qu'il ne viendrait pas, elle a repris sa petite valise trop lourde pour elle.

« Je suis assez grande », me dit-elle, lorsque j'ai voulu l'aider.

Elle est retournée dans sa chambre, a fermé la porte et verrouillé son cœur d'enfant.

Le nombre de fois que ce scénario s'est produit, je ne le compte plus.

J'ai inventé plus d'une fois des histoires pour justifier le manque de parole de son père.

Je me suis juré de ne jamais faire de médisance contre lui.

Je répétais à ma fille que son papa l'aimait, mais qu'il était malade.

L'alcoolisme c'est une maladie, paraît-il !

Tellement malade, que pendant toutes ces années, il n'a envoyé aucune carte d'anniversaire, ou à toute autre occasion.

J'ai pris soin de ma fille, veillant à lui offrir le meilleur dans la pleine mesure de mes moyens, comme tout bon parent. Mais je lui ai menti tout au long de sa petite enfance, en essayant d'excuser les promesses, les attentes, les mensonges, les déceptions, les rejets qu'il lui faisait vivre.

Voilà ce qu'il aura laissé en héritage.

Avec le recul, je me dis que la vérité aurait sûrement été plus bénéfique !

Car avec le temps, je suis devenue celle qui trahissait et mentait aux yeux de ma fille.

Elle avait raison, en quelque sorte.

Peu importe la bonne intention pour laquelle j'ai modifié la vérité pour la protéger, je lui ai menti.

Comment faire comprendre ou justifier à un enfant le manque de responsabilité d'un père, sans briser le lien d'amour qu'elle entretenait dans son espoir de petite fille d'être aimée, et reconnue par lui ?

Je n'ai pas réussi, enfin pas comme je l'aurais espéré.

Et même si je sais que j'ai agi de mon mieux, le dommage par l'abandon et le rejet de son père était fait.

Elle souffrait, et j'étais sans réponse face à tout ça.

C'était désolant à voir.

Moi qui ai bénéficié d'une relation privilégiée avec mon père, toujours là pour moi.

Lui qui était mon chauffeur privé entre mon enseignement et mes spectacles, et qui aujourd'hui veille sur mon chalet, mais surtout sur le cœur de sa fille.

Pas toujours habile dans sa façon de communiquer ses inquiétudes, c'est vrai ! Sévère tout de même lorsque j'étais petite, mais présent le plus possible, au meilleur aussi de lui-même.

Jamais il ne m'aurait abandonnée et ne m'abandonnera.

C'est difficile pour une mère de vivre cet état d'impuissance, à s'engloutir dans ces mensonges pour protéger son enfant, qui tente de se défaire de cette responsabilité qui ne lui appartient pas.

J'écris ces lignes et je pleure.

Je pleure encore après toutes ces années pour ma fille.

Voir mon enfant souffrir aura été la chose la plus éprouvante de ma vie.

Mais la souffrance aura été assurément encore plus difficile pour elle.

14

« Je me suis fait mal… »

Secrètement pour apaiser ses souffrances intérieures, ma fille a commencé très jeune à expérimenter l'automutilation.

Ses entailles suivaient l'intensité de sa souffrance, de son mal-être intérieur.

À 13 ans, après ces épisodes intenses, étant donné son tempérament explosif, et après plusieurs rencontres avec le psychiatre qui la suivait, un diagnostic de trouble de la personnalité limite (TPL) est tombé.

Pour qu'un trouble soit confirmé, au minimum cinq caractéristiques sur neuf traits comportementaux doivent être validées après l'étude de cas, et suivies. Les résultats ont démontré qu'elle en avait neuf sur neuf.

Je vivais en état d'alerte au quotidien.

Peu importe si je cachais tous les couteaux dans la maison, elle trouvait d'autres moyens de s'entailler dès que la souffrance de son moi intérieur était trop grande.

Un soir, de retour chez moi après une sortie avec ma sœur, je l'ai trouvée dans sa chambre, les deux bras entaillés profondément.

Son *chum* venait de la laisser.

Le couteau encore à la main, elle me regardait complètement déconnectée de la réalité, en me menaçant si j'osais avancer.

Je suis parvenue à désamorcer son état. Je ne sais pas où j'ai trouvé la force ou la froideur pour ne pas laisser paraître la panique qui envahissait les tripes de mon corps, mais j'y suis arrivée.

Je lui ai retiré le couteau de la main doucement, et lui ai dit :

« Je dois t'amener à l'hôpital ! »

Je l'ai transportée à l'hôpital malgré sa résistance, et malgré la douleur qui m'envahissait le cœur.

Elle a perdu le contrôle, m'avoua-t-elle dans la voiture.

J'ai senti qu'elle avait eu peur cette fois-là.

J'espérais qu'elle avait compris…

Ce n'était pas la première fois qu'elle allait séjourner à l'hôpital, s'y rendant en ambulance ou avec moi.

Mais cette fois-là, je suis restée de marbre devant tout ce scénario.

L'infirmière s'est occupée d'elle comme chaque fois, et après qu'elle eut été placée dans une chambre de l'aile psychiatrique, je suis repartie à la maison.

Arrivée dans ma voiture, j'ai crié toute mon impuissance, pleuré la douleur et imploré les dieux que tout cesse, pour qu'elle retrouve la paix.

C'était tellement déchirant de la voir ainsi.

Ils l'ont gardée en observation pour la nuit, j'avais au moins une pause pour récupérer.

Les yeux hagards en fixant le plafond de mon lit, les larmes ont coulé et coulé. J'ignorais quoi faire, je ne me sentais pas à la hauteur, de ne pas pouvoir lui apporter tout le bonheur qu'elle méritait.

Le lendemain après-midi, lorsque l'hôpital m'a téléphoné pour que je passe la chercher, j'ai refusé. C'était la première fois depuis tous les épisodes que je me permettais ça.

Je développe un peu le sujet dans le but d'informer des parents qui pourraient aussi, de leur côté, vivre cette problématique similaire avec leur enfant.

Légalement, elle n'avait que 17 ans et ils ne pouvaient la laisser sortir sans l'autorisation d'un parent.

J'ai exigé un suivi psychiatrique, pour que ma fille s'engage à le suivre, sinon je n'autorisais pas sa sortie.

Trois semaines en consultation externe, cinq jours par semaine, c'est ce que le programme offrait.

Évidemment, il faut savoir que ma fille est brillante, a joué le jeu, et a convaincu le psychiatre comme elle seule sait le faire.

Elle a accepté de participer à ce qu'on lui proposait !

(Si jamais elle lit ces lignes, elle sourira, car elle sait exactement ce dont je parle.)

Le psychiatre l'a crue, mais pas moi !

À ce stade, je ne pouvais qu'espérer le meilleur pour elle, et qu'elle en tirerait peut-être un peu de bon.

J'ai donc abdiqué, je lui ai fait confiance, et nous sommes revenues à la maison.

C'est étrange, car en écrivant ce passage, je vois que j'ai toujours eu confiance en ses capacités de s'en sortir, si elle le veut.

J'ai aussi compris, grâce à elle, qu'on ne peut pas vouloir à la place de l'autre, même si toutes nos intentions sont remplies d'amour.

Malgré l'amour que je lui offrais, la tendresse, la douceur, la négociation, rien ne fonctionnait.

A grandi en moi, après plusieurs années de constatation d'échec relationnel avec elle, ce sentiment de culpabilité :

1. de ne pas être à la hauteur comme mère ;
2. de me sentir impuissante face à la souffrance de mon enfant.

Comme une mauvaise herbe qui pousse sans que tu en aies conscience et qui insidieusement bouffe toutes les racines de ta confiance.

J'ai tellement douté de moi dans ce rôle de mère, que cet état a pris toute la place, laissant libre accès à la manipulation émotionnelle de mon enfant.

Difficile de l'expliquer. Lorsque tu donnes tout ce que tu as dans le cœur par amour. Que pour réponse tu reçois le rejet au quotidien durant de longues années. Eh bien ça ébranle, écorche, déstabilise, et laisse des empreintes dans ton être profond.

C'est un effet boule de neige.

La seule chose que tu veux, c'est d'en donner encore plus, même si tu te dénatures.

Plus tu en donnes, plus ce comportement renforce ton sentiment de culpabilité en te plaçant en position d'échec, alors que tu obtiens le même feedback de rejet.

Or, c'est exactement ce que je fais.

15

« Maman je t'aime ! »

Je l'ai accompagnée tant bien que mal pendant des années, ainsi que beaucoup de ses amis, d'agents de police, d'ambulanciers, lors de ses visites dans les hôpitaux, dues à plusieurs « acting-out », soit en surconsommation, automutilation ou manifestation suicidaire, ainsi que dans son suivi psychiatrique, sans oublier Sylvain S., ce travailleur social qui a aussi beaucoup soutenu mon enfant.

Je sais qu'elle a essayé de s'en sortir, je sais aussi combien elle a souffert, et souffre encore entre les tentatives de s'en sortir et les rechutes.

« C'est fou comme la pomme ne tombe pas trop loin de l'arbre », m'a-t-elle lancé un matin en entrant à la maison les yeux vitreux, et complètement sous l'effet de la cocaïne et de l'alcool.

Son commentaire m'a touchée droit au cœur et m'a attristée.

Même sans vraiment avoir été en relation avec son père, elle suivait ses traces.

Incroyable, l'influence que nos gènes ont sur nous.

« Oui », lui ai-je répondu en l'observant. « Comme tu sais, ça prend deux pommiers pour créer une pomme. Tu as la possibilité de choisir de tomber près de l'arbre que tu veux. Ça reste ton choix. »

Elle est disparue dans sa chambre.

Elle était âgée de 23 ans à ce moment-là. Nous habitions ensemble depuis quelques mois.

Nous expérimentions une tentative de colocation qu'elle m'avait proposée lorsque je lui avais parlé de mon retour à Montréal.

J'ai accepté.

J'étais vraiment heureuse de penser que peut-être enfin, nous pourrions nous rapprocher.

Je voulais y croire malgré les contre-indications de tous ceux qui nous aiment, et qui connaissaient notre relation difficile.

Si deux personnes ont vraiment essayé de se rapprocher, c'est bien nous.

Nous avons tous les honneurs.

Peut-être que le résultat n'est pas représentatif de l'effort, mais nous avons tout de même essayé !

N'est-il pas vrai que le voyage n'est pas la destination ?

Une année a passé durant laquelle j'ai été témoin de la décadence de l'âme de mon enfant.

Elle s'enfonçait de plus en plus dans la drogue et l'alcool.

Encore impuissante face à la situation, je gérais au quotidien le stress de la voir s'enfoncer, de me demander dans quel état elle se pointerait à la maison, et si j'allais agir adéquatement.

J'avais de plus en plus peur pour sa vie.

Mais un matin de juillet, tout a brisé en moi, laissant place à la survie qui animait mon être fragile et perdu, qui entre tout ça essayait de se manifester.

Assise en pyjama devant ma petite table de bois sur le balcon, je savoure lentement un café tout en écrivant dans mon journal personnel.

Ce matin-là je m'y suis donnée avec cœur.

Allez, la victimisation !

J'avais besoin d'évacuer le squatteur qui était de retour.

J'étais apeurée, démolie.

Avec le recul, je pense que l'annonce de ce nouveau diagnostic a été plus bouleversante que le premier.

Ma peau souffrait de toutes les biopsies qui l'avaient transpercée ainsi que ma féminité, mon intimité, sans parler de mon âme.

J'entends la clé tourner dans la serrure de la porte d'entrée.

Mon corps se fige. Je suis prête à toute éventualité.

Quelques instants après, ma fille se présente dans le cadre de porte du balcon, s'accote nonchalamment en me fixant d'un regard perdu.

« Salut ! Je m'en viens préparer mon sac à dos. Je suis barmaid pour le mariage de mon ami. »

Il est à peine 10 h du matin, et elle arrive une bière à la main, vêtue d'un pantalon de jogging gris trop grand pour elle, les cheveux remontés, les yeux vitreux, barbouillés de mascara de la veille ou si ça se trouve de l'avant-veille, si le jour avait existé entre.

Maigre, elle fait peur.

Mais même aussi mal en point, je la trouve belle.

Elle me parle de tout et de rien, déblatère, ne se soucie aucunement de ma condition, ne me demande même pas comment je me porte. Comme la plupart du temps.

Je lève donc les yeux, et l'observe en silence.

Je reconnais les signes et son état de souffrance, dans le combat intérieur qu'elle tente d'endormir avec toutes les substances qu'elle consomme.

Le cri d'alerte a sonné, et mon corps instinctivement s'est placé en mode « éponge », ce qui veut dire :

Absorbe l'impact et tu règleras ça plus tard. Sois forte, elle a besoin de toi.

J'ai cette capacité d'absorber, de mettre mes émotions de côté, et de gérer les urgences. Je suis à retardement, comme j'aime bien l'expliquer.

Ceci a du bon, car j'apprends de cette façon dans tout, mais…

Il y a du bon, et du moins bon, à adopter le mode « éponge ».

Malheureusement, au cours de ma vie, je n'ai pas su expulser hors de moi tout ce que j'épongeais au quotidien, qui atteignait mon cœur et mon âme.

Je ne comprenais pas les conséquences à long terme de tout ce refoulement sur mon corps, sur ma santé émotive et physique.

En fait, j'étais tellement dans ce tourbillon de gestion d'urgence, que je ne voyais pas le mal que ça me faisait.

Mon « moi » ne comptait pas, surtout quand il s'agissait de ma fille.

Tout le reste était plus important.

« Maman je t'aime ! », me lance-t-elle. Elle s'approche de moi, place sa bouteille de bière sur la table, et m'enlace dans ses bras.

Quelques secondes plus tard, elle reprend sa bière, repart vers sa chambre, déambule en s'appuyant le long des murs du corridor pour se maintenir en équilibre.

Pour la plupart des parents, se faire dire « je t'aime » pourrait être normal.

Mais… dans le cas de ma fille, cette manifestation du cœur était généralement suivie d'épisodes dramatiques.

Sans entrer dans tous les détails, disons que cette déclaration a confirmé l'état d'alerte qui s'était éveillé en moi depuis son arrivée.

J'ai donc attendu quelques minutes.

Mes cellules ont arrêté de respirer, comme toutes les fois que je pressentais une crise sur le point de se manifester.

Alors je suis entrée dans le mode de « comme si de rien n'était ».

Avec les années, je suis devenue experte dans ce domaine du déni.

Après quelques minutes d'attente interminable, je me suis présentée dans le cadre de la porte de sa chambre, « comme si de rien n'était », gonflée comme une éponge d'anticipation et d'inquiétude.

« Je me suis fait mal ! » me lance-t-elle entre deux brassées de linge empaquetées dans le fond de son sac à dos gris en toile.

Mes yeux se portent automatiquement sur ses avant-bras, lesquels des années durant ont été le logis de son souffre-douleur, marqués par des centaines d'entailles de coups de lames différentes, mais maintenant couverts de tatouages.

Elle me spécifie, lorsqu'elle constate que j'ai les yeux rivés sur ses bras :

« Ben non, pas là », me lance-t-elle en regardant ses avant-bras. « Au prix que j'ai payé mes *tatous* », poursuit-elle en délirant, tout en descendant promptement son pantalon.

C'était la première fois qu'elle m'exposait ses plaies de son plein gré. Je veux dire ici, sans que j'aie à lui exiger de me dévoiler ses avant-bras chaque fois que je me doutais qu'elle s'était automutilée.

Encore aujourd'hui, mon cœur de mère pleure au souvenir de ce spectacle désolant.

Je ne sais même pas si elle s'en souvient tellement elle était éclatée.

J'ai lu des recherches qui ont été faites sur le syndrome du « trou noir », lequel survient lorsque le cerveau, empli de trop de substances ou de souffrances, devient incapable de gérer la réalité.

Il crée un trou noir… il choisit d'oublier.

Je connais le trou noir. J'en ai vécu plusieurs dans ma vie, mais pas causés par des substances, plutôt par la souffrance.

Je me console en me disant que c'était peut-être pour elle une marque de confiance que de se livrer aussi ouvertement à moi, sachant que je ne la jugerais jamais, comme jamais je ne l'ai jugée.

J'étais là pour elle malgré mes propres douleurs, et elle le savait.

En a-t-elle abusé ? Je me questionne.

« O. K., Pinotte ! Retire ton pantalon, étends-toi sur ton lit, je vais désinfecter tes plaies. »

La lame de rasoir qu'elle avait pris le soin de désinfecter tout de même, me confie-t-elle dans son délire, avait laissé plus d'une cinquantaine d'entailles profondes rouge foncé à l'intérieur de chacune de ses cuisses.

Sa fine peau avait entamé le processus de coagulation. J'en ai conclu que ça devait faire environ huit heures tout au plus qu'elle s'était entaillée.

Je la laisse s'installer sur son lit, et me dirige vers la salle de bain « comme si de rien n'était » pour aller chercher de l'huile essentielle de lavande.

Pendant que je m'installe à ses côtés et m'apprête à lui appliquer l'huile, je m'arrête et lui dis doucement :

« Ça va faire mal, Pinotte ! »

J'ai le cœur en lambeaux à la vue de ce spectacle si triste et douloureux. Mon corps tremble et j'ai peine à contenir mes larmes.

« Ah ! » me répond-elle en riant. « Je suis immunisée contre la douleur. »

Quand l'huile a touché ses plaies, mon enfant a hurlé de douleur et mon cœur encore une autre fois.

Elle a crié, pleuré, et s'est confiée sur tout le mal-être qui la rongeait.

Je lui ai caressé les cheveux comme elle aime, jusqu'à ce qu'elle s'endorme.

Elle a toujours aimé se faire caresser les cheveux.

Un privilège pour moi, lorsqu'elle me le permettait.

J'ai téléphoné à son ami pour lui dire qu'elle ne serait pas à son mariage.

La sachant maintenant calme, je suis partie m'acheter un imperméable.

Je sais, cela semble étrange, mais soudainement j'avais besoin de m'en procurer un.

J'ai compris plus tard la signification de cet achat.

Je vous laisse le plaisir de vous l'expliquer vous-même.

16

Le jour où je me suis exercée à m'aimer

Cet épisode désolant d'automutilation a été le dernier dont j'ai été témoin.

Je pense sincèrement que ce matin-là de juillet, en regardant les cuisses squelettiques de ma fille – que j'avais mordillées avec amour lorsqu'elle était bébé –, ce qui déclenchait ses rires sans fin... Là, entre mes mains, j'ai finalement compris que je ne pourrais jamais rien faire de plus pour elle que ce que j'avais accompli jusque-là.

Elle seule pouvait se choisir pour s'en sortir.

Je me suis alors choisie pour la première fois depuis que j'avais donné naissance.

Je voulais m'en sortir à mon tour.

Encore là, je fais un rappel pour ceux ou celles qui ne font pas la différence entre une perturbation comportementale et l'âme sous ce « manteau ».

Ma fille, comme tout enfant atteint de TPL ou autre, n'a pas mérité cet état.

Elle ne s'est pas éveillée un matin en se disant : *Voilà ! Je n'ai rien d'autre à faire, je vais développer un* TPL *ou encore je vais faire suer ma mère.*

Encore aujourd'hui, je sais que c'est un combat pour elle chaque jour.

J'ai beaucoup d'admiration pour sa persévérance à tenter de retrouver l'équilibre dans sa vie, même si elle trébuche à l'occasion.

C'est aussi un combat comme mère, car je ne pourrai jamais vraiment comprendre ce qu'elle vit, comme elle ne pourra jamais non plus de son côté comprendre ce que j'ai vécu.

Je lui ai toujours répété : « Quand tu te décides, tu peux réussir tout ce que tu veux ! Tu as cette puissance en toi. »

Peut-être qu'un jour je la retrouverai tout près de mon pommier.

Le côté positif des personnes atteintes du TPL est leur capacité de concentration vers leur objectif, leur détermination, et cette grande intelligence émotionnelle qui les rend si hypersensibles.

Elles n'ont aucune limite quand le trouble qui les emprisonne les influence, et lorsqu'elles alignent leur plein potentiel vers le meilleur, elles foncent aussi sans limites.

Je lui envoie des étoiles d'amour chaque soir dans mes prières.

Est-ce que je peux en vouloir à mon enfant pour ces années si émotionnellement éprouvantes, ou cette relation qui a été si difficile entre elle et moi ?

JAMAIS !

Je ne peux rien changer au passé, mais je peux poursuivre ma destinée, et surtout me responsabiliser pour mon propre bonheur.

Je lui en souhaite autant.

Avec les années, je dois être honnête. Malgré tout mon amour pour elle, je constate les dégâts affectifs dont mon cœur et mon corps ont souffert, en quelque sorte, de cette relation difficile d'impuissance et de rejets.

J'avoue que j'y ai laissé une partie de la mère affectueuse et complice que j'aurais souhaité partager avec elle.

Après le diagnostic du cancer du sein, j'ai abdiqué.

J'ai cessé de donner raison à cet état de culpabilité parental qui gouvernait mes actions et j'ai arrêté d'éponger ses malheurs.

Je n'avais plus le choix.

Elle était âgée de 25 ans.

Elle avait tous les outils pour s'en sortir, il n'en tenait qu'à elle.

Je constate que ce nouveau comportement qui m'aligne sur mon entièreté de femme, de mère, où j'exprime mes choix sans avoir peur qu'elle attente à sa vie, a provoqué des réactions de son côté. Elle a donc coupé les liens entre nous pour des raisons qui lui appartiennent, et que je respecte.

J'exprime ma gratitude face à ce choix que je n'aurais jamais été capable de faire moi-même.

Cette séparation, même déchirante dans mon cœur, m'a permis de me retrouver après toutes ces années de renoncement à soi.

Et sûrement, j'ose espérer, cela lui permet aussi d'aller à la rencontre d'elle-même.

Voici un proverbe tellement véridique : *L'autre devient ce que nous voyons de lui.*

Il est donc inutile d'essayer de changer une relation tant que chacun des individus n'a pas lui-même changé d'attitude, de perception de l'autre, et de la relation.

Il faut mettre le passé derrière, là où il est le mieux situé.

Ce n'est pas non plus parce que des liens familiaux unissent des gens, que d'emblée l'amour devrait être inconditionnel.

Ces dernières années, je peux affirmer que j'ai enfin laissé aller le sentiment de culpabilité qui me rongeait en dedans dans cette relation, et j'en souhaite tout autant à ma fille.

Je t'aime, ma fille !

Nous nous retrouverons un jour !

Sinon sache que je t'ai donné tout ce que mon cœur possédait, le meilleur de moi-même.

RÉFLEXION

J'ai tellement appris dans cette relation parentale, et j'en apprends toujours. Je sais notamment maintenant qu'il n'existe pas de parent parfait, car il n'y a pas d'enfant parfait.

Il n'existe que des humains qui font leur possible avec ce qu'ils ont et la perfection est à l'antipode du bonheur profond.

17

Le point de bascule

Au début du livre, je mentionne à quel point les états affectifs à long terme peuvent affecter notre santé et créer un terrain propice à la maladie.

Mon expérience personnelle me confirme que ceci nécessite une combinaison de plusieurs épreuves difficiles à long terme, lesquelles un jour te crient : « *Too much is just too much.* »

Si ma relation pendant 25 ans avec mon enfant a été remplie d'épreuves du cœur, l'agression que j'ai vécue en 1997 a été un combat pour mon corps exigeant une décennie de récupération…

J'avais 25 ans, lui 39 !

Sachons saisir l'ironie de la chose : à l'âge où ma fille coupait les liens avec moi, j'en construisais avec « l'Amour de ma vie ».

L'Amour avec un grand A.

Moi, de nature indépendante, très dynamique dans ma vie et ma carrière. Lui, plutôt de nature dépendante, casanier, et en retrait de sa carrière.

Avec le recul et cette merveilleuse perspective de 360 degrés, laquelle fait partie de ma vie maintenant, je me suis amusée à comprendre ce qui avait tant alimenté notre relation pendant 13 ans, puisque nous étions fondamentalement différents.

S'il est vrai que *les contraires s'attirent,* je confirme qu'ils peuvent aussi se nuire.

Je l'allumais par ma vivacité, et lui me tempérait par son calme. Mais en même temps, il m'éteignait par sa lourdeur et moi, je l'étourdissais par ma spontanéité de vivre.

Nous nous sommes aimés !

Enfin, j'ose le croire…

Je vais donc parler pour moi.

Oui… je suis « tombée » amoureuse de l'âme qui se trouvait devant moi l'après-midi où je l'ai croisée la toute première fois en studio.

J'y étais pour une démo, et lui pour terminer un mix d'album.

Je n'avais aucune idée de qui il était.

Et je ne m'attarderai pas à le présenter dans ce livre comme l'artiste ou l'icône qu'il représente aux yeux de son public, car il ne s'agit pas ici de ce côté de sa personne.

Mais plutôt de l'être fragile, doux, sensible pour lequel mon corps s'est soudainement mis à vibrer dans tous ses sens dès que nous nous sommes rencontrés ou que nos âmes se sont trouvées !

Je n'avais jamais ressenti une si forte intensité.

Je n'imaginais même pas que ça pouvait exister.

Après… je suis tombée amoureuse de l'amitié que nous avons développée dans les mois qui ont suivi notre rencontre.

De mon côté, je n'étais plus en couple avec le père de ma fille, mais lui était encore pris dans une relation amoureuse nébuleuse et instable.

On se parlait tous les jours de nos vies, de nos passions, nos besoins.

Il se confiait sur cette relation qui se terminait, et moi sur celle d'un père manquant.

On riait beaucoup ensemble.

On échangeait sur tous les sujets qui nous passaient par la tête dans cette ouverture du cœur.

À cette époque, le téléphone était encore un moyen utilisé pour se parler… alors on parlait des heures quand le trop-plein avait besoin de s'exprimer.

Le temps s'arrêtait simplement.

Après… je suis tombée amoureuse du regard qu'il portait sur moi.

Ce regard sous lequel je me sentais belle dans la femme que j'étais, dans ma sensualité enfouie jusque-là si profondément.

Il aimait mon talent en constante émergence, ma détermination, la maturité qui m'habitait, et ma capacité de matérialiser mes rêves.

Après... je suis tombée amoureuse de ses lèvres, ses mains, sa peau, sa douceur, son énergie tout près de moi. De sa voix dans mes oreilles pendant que nous faisions l'amour, et de tout ce qu'il faisait émerger de mon essence.

Après... je suis tombée amoureuse de notre complicité musicale et surtout de notre symbiose sexuelle et énergétique. Elle dépassait tout ce que j'avais vécu avant, et je dois l'avouer, à ce jour, elle n'a pas été déclassée.

Après... je suis tombée face première dans une réalité que je n'avais pas anticipée. La dépendance affective.

Quelques mois après le début de notre relation d'amour, de folie, de passion, de création, j'ai appris l'existence, dans la maison de l'homme que j'aimais, de « l'amie ».

Ni elle ni moi n'avons pensé que nous étions une menace réciproque, la toute première fois qu'on s'est croisées devant un café.

Elle, de son côté, croyait que j'étais de passage, et que rapidement je disparaîtrais de leur vie, et moi, du mien, je rencontrais une amie de longue date de mon amoureux.

Je fais confiance naturellement, et je crois en l'amitié entre homme et femme, puisque je suis entourée d'amis hommes avec qui je partage de belles relations saines.

Je n'y voyais donc aucun inconvénient.

Avec le temps, et trop tard, j'ai compris que la relation entre eux était vraiment déséquilibrée.

Si je prends le temps d'expliquer ce « pattern » relationnel, c'est qu'en fait j'en ai grandement souffert, au point de me perdre de vue: par ce manque de respect envers moi-même et mes valeurs profondes, j'ai changé le cours de ma destinée.

Puis les années ont passé.

Je n'ai jamais accepté ce rituel d'abandon qùi me déchirait à répétition lorsqu'il disparaissait les week-ends, et les soirs où « l'amie » était à la maison, alors que je ne pouvais me pointer à son domicile.

Mais l'homme que j'aimais me répétait que tout ça changerait… et je voulais y croire.

Malgré toutes ces frustrations qui rongeaient ma compréhension, j'étais incapable de mettre un terme à cet amour qui nourrissait mon cœur.

C'est incroyable que j'aie pu penser que la situation changerait.

J'étais profondément amoureuse, d'un amour aveugle, semblerait-il…

J'ai passé des années à essayer de lui faire comprendre que la place d'une femme est près de l'homme qu'elle aime.

Mais je comprends maintenant que c'est moi qui n'étais pas à ma place, et qui ne comprenais pas à l'époque que cette place de choix que j'espérais, eh bien je devais me l'offrir avant tout.

Alors j'ai encaissé les rejets, l'abandon, l'espoir échaudé, lesquels ont laissé des cicatrices dans mon corps et dans mon cœur.

J'ai pleuré des gouttes de pluie, un ruisseau, une rivière, une mer.

J'y ai laissé mon ventre qui criait: *Ne vois-tu pas que tu me fais mal? Ne vois-tu pas que j'existe et que je t'aime?*

J'y ai même laissé avec déchirement l'enfant que nous aurions enfanté…

J'ai pensé sincèrement ou naïvement que TOUT ÇA CHANGERAIT. Qu'il me choisirait, qu'il NOUS choisirait.

S'il y a bien une réflexion que je peux me permettre de partager avec vous, c'est que personne ne change, sauf NOUS-MÊMES!

Je nageais tellement dans le doute et les échecs en tant que mère dans cette période de ma vie, que tranquillement je me suis noyée dans le doute de la femme qui coulait petit à petit.

Ce doute a animé des choix qui, malgré mon désir de quitter l'homme que j'aimais au profit de ce qui me semblait le plus rassurant, me ramenaient à mes peurs de ne plus être aimée ou de perdre l'amour avec le grand A.

N'ai-je pas dit que ça prend deux personnes pour danser le tango?

Un soir, alors que nous n'étions plus en «couple», pour la millième fois dans cette relation toxique, nous

nous sommes donné rendez-vous pour une sortie au resto.

Je me souviens que ce soir-là, je n'avais pas un bon « feeling » pendant le repas.

Mais comme depuis longtemps je n'écoutais plus mon *feeling*, enfin mon intuition, au lieu de repartir chez moi, je suis restée.

Je pense sincèrement que j'avais écarté de ma vie cette intuition !

Elle m'énervait, car elle avait raison, et je restais sourde à ses réflexions.

Après le repas, nous avions planifié d'aller prendre un verre dans un bar et de danser.

Cette dernière option s'adressait plus à moi, car la danse était toute ma vie. Mon compagnon appréciait vraiment m'observer bouger sur une piste de danse.

Lorsque nous nous dirigions vers le bar, j'ai voulu rebrousser chemin et rentrer chez moi.

L'étrange sentiment d'inconfort qui me hantait ne cessait de grandir en moi.

Comme nous avions donné rendez-vous à la serveuse du resto, avec laquelle nous entretenions depuis quelques mois une relation ponctuelle selon nos habitudes de clients fidèles, et malgré mon partage d'état bizarre avec mon amoureux qui, en théorie, ne l'était plus, nous avons décidé de poursuivre notre plan, de nous rendre au bar et de l'y attendre.

Elle semblait troublée cette soirée-là.

Nous lui avions donc proposé de se joindre à nous après son quart de travail.

Elle est arrivée vers minuit.

C'était vraiment une étrange soirée. Au fil des ans, j'ai accumulé plein d'indices, et sans entrer dans les détails (je pourrais m'y perdre pendant des chapitres), j'en conclus que ce soir-là, j'ai ressenti à plusieurs occasions des frissons de malaise dans le dos. Bref, il aurait été salvateur d'écouter mon intuition…

Nous avons quitté le bar vers 3 h du matin.

J'avais dansé pendant plus de trois heures et j'étais heureuse, malgré cette curieuse sensation intérieure.

Lorsque nous sommes arrivés à l'intersection de la rue où la voiture était garée, mon « amoureux » (pour simplifier la lecture, car il ne l'était plus) a tenu à accompagner la « serveuse » jusqu'à son vélo.

Elle aurait pu s'y rendre sans escorte, comme elle le lui a mentionné en marchant le long de la rue Saint-Denis.

Il y a des choix dans la vie que l'on fait et qui nous apprennent…

Cette nuit-là, j'ai appris durement.

18
Black-out

Nous marchons en direction du vélo. Une jeune femme tombe sur le trottoir devant moi.

Je m'arrête pour l'aider à se remettre sur pied, et je poursuis mon chemin après m'être assurée qu'elle allait bien.

Il y a des gens partout. C'est la fermeture des bars.

L'air est chaud. Je me rappelle cette douceur sur ma peau, car le vent est bon en cette nuit de début d'août.

Je marche donc d'un pas plus rapide pour rattraper mon amoureux et la serveuse, lesquels entre-temps se sont éloignés tout en discutant, sans se rendre compte que je ne suis plus à leurs côtés.

Subitement trois filles se plantent devant moi et m'obstruent le passage.

Elles me poussent brutalement en me criant que j'ai fait tomber leur amie, laquelle se tient un peu plus loin derrière et observe la scène avec un sourire en coin.

J'essaie de leur expliquer que je ne l'ai pas fait tomber, mais que je l'ai plutôt aidée à se relever.

Après cet échange verbal inutile, tout s'est déroulé à une vitesse fulgurante, avec une violence sauvage, laquelle encore aujourd'hui reste pour moi inexplicable.

En quelques secondes à peine, ces quatre filles maintenant réunies forment un cercle autour de moi, et me bloquent toute issue. Impossible de fuir.

Le premier coup de talon aiguille qui a atteint mon fémur m'a fait comprendre que je devais me protéger.

Je me suis écroulée de douleur et instinctivement je me suis recroquevillée en position du fœtus, enveloppant ma tête entre mes bras.

Juste à temps, car ensuite elles m'ont piétiné le corps partout où elles pouvaient en criant « *You fucking bitch, you stepped on my girl friend's feet! You fucking bitch!* »

Pendant que leurs ongles lacèrent ma peau, qu'elles arrachent mes vêtements et mes bijoux, deux choix traversent mon esprit.

Soit que je tente de me relever, que je fonce et me défends, ou je continue de me protéger.

J'ai choisi de me protéger.

Car mon intuition m'a crié: *Si tu ripostes, tu y laisseras ta peau.*

Cette fois-ci, je l'ai écoutée et je sais qu'elle m'a sauvé la vie.

Ces filles étaient déchaînées!

Couchée sur le côté, absorbant coup sur coup, je prie pour que tout s'arrête.

Le diable?... Oui, il existe.

Je me souviens de ses yeux vides d'âme, et de cette soif d'apaiser son rituel.

Noir profond, sans fond...

Le diable existe! Je vous l'assure, et il déteste la lumière de l'âme!

«LAISSEZ-MOI RESPIRER, LAISSEZ-MOI RESPIRER!»

Ma voix éteinte crie entre les coups, et les mains enragées qui m'étranglent et me coupent le souffle de vie.

Je me sens comme dans un cauchemar dans lequel tu cries le plus fort que tu peux, mais malgré les efforts, rien ne sort.

Le sang monte à mes tempes, et se presse vers l'orbite de mes yeux.

Un voile rouge couvre ma vision, j'arrive à peine à respirer.

«LÂCHEZ-MOI! LÂCHEZ-MOI!» Je crie, d'une voix métamorphosée que j'ai peine à reconnaître.

Soudainement, sans que je puisse trop comprendre, l'étau qui m'étrangle et m'empêche de respirer lâche prise.

Pendant que je reprends mon souffle, j'aperçois du mouvement.

Ça se bouscule autour de moi.

Ma tête tourne, j'ai la vue de plus en plus embrouillée, et envie de vomir.

De nulle part, un corps lourd tombe sur moi pour me protéger.

Mon épaule encaisse l'impact gravement, mais dans tout ce tumulte, je reconnais le parfum.

C'est mon amoureux…

Je me dis que je suis maintenant protégée. « C'est fini ! Il est là… » Mais pas pour longtemps.

Deux des filles lui sautent dessus et le poussent sauvagement pour le dégager de moi, pendant que les deux autres continuent de me frapper à coups de pied.

Reprenant mon souffle tant bien que mal, telle une lionne enragée je me propulse pour protéger à mon tour mon bien-aimé en danger.

Soulevée par une force inattendue, je me dégage donc, et repousse les filles qui s'acharnent sur moi. Je me rue ensuite sur les deux autres qui frappent mon *chum*.

Je les repousse brutalement pour l'extirper du danger.

C'est le chaos.

J'aide mon *chum* à se relever.

Autour de nous, les personnes qui assistent impuissantes à la scène tentent de comprendre avant d'intervenir. Mon amoureux me dit : « Il faut partir. »

Je n'ai pas le temps de répliquer.

Il m'attrape rapidement par le bras et me pousse à courir.

Devant moi tout est maintenant sombre, même si les lumières de la rue éclairent le trottoir.

Ma vision est de plus en plus floue.

Je suis incapable de mettre du poids sur ma jambe droite.

Je constate rapidement qu'elle est lacérée d'entailles profondes provoquées par les coups de talons aiguilles.

Je suis tellement fatiguée.

Le sang coule dans ma bouche, ce goût de fer me provoque un haut-le-cœur.

J'ai peine à avaler tellement ma gorge me fait souffrir.

On s'éloigne de la foule tant bien que mal.

Mes jambes cèdent.

Je ne suis plus capable d'avancer.

Je m'écroule à nouveau sur le trottoir, j'ai tellement mal.

« Attends ! Attends ! J'ai trop mal », dis-je à mon amoureux en pleurant. « Je n'arrive plus à respirer. »

À bout de souffle, j'essaie de frayer un chemin d'air pour qu'il atteigne mes poumons.

« C'est fini ! Elles sont parties », me lance-t-il.

Mais une petite voix à l'intérieur me crie que non.

« Elles vont revenir ! Elles n'arrêteront pas ! Elles sont déchaînées ! »

Sur ces mots, je les aperçois.

Elles foncent vers nous avec des hurlements de guerre venant d'humains assoiffés de vengeance, ou de démons enchantés vivant sur terre ou sortant de leurs ténèbres profondes.

La suite se déroule comme au ralenti.

Je me revois, ayant à peine le temps de me remettre sur pied. Avant même que je puisse avancer, des mains m'agrippent par les cheveux et tirent mon cou vers l'arrière.

Mon corps élancé atterrit sur le sol.

Mon crâne frappe le ciment.

L'impact est très violent.

Les coups de pied reprennent sur mes jambes, sur mon ventre.

Ma tête est frappée à plusieurs reprises sur le ciment.

Soudainement je sens mon corps se faire tirer et traîner le long du trottoir.

Je sens de moins en moins les coups.

BLACK-OUT !

19

Le pardon malgré tout

S'il y a une chose que j'ai apprise dans cette aventure, c'est qu'au Québec, il n'y a pas de « victimes » !

Nous ne sommes que des témoins de notre propre cause. En fait, le plus troublant, c'est que la justice est conçue pour les accusés. En plus, dans la langue parlée de ces derniers.

La policière qui se tenait tout près quand j'ai repris conscience la nuit de l'agression m'a demandé : « Madame, voulez-vous porter plainte ? »

Du haut de ma civière, entre le brouillard de mes yeux et les douleurs aiguës de tout mon corps meurtri, je pouvais entrevoir, à quelques pas, les quatre jeunes filles menottées, affichant une allure de fierté et d'arrogance.

J'étais perdue, désorientée.

Les larmes coulaient involontairement sur mes joues.

Ma gorge me faisait tellement mal que j'avais peine à avaler ma salive qui coulait le long de ma bouche pour terminer son parcours en laissant des taches rosées sur la couverture en flanelle que les ambulanciers avaient déposée sur moi.

Instinctivement, sans même réfléchir, et sans trop comprendre l'effet boomerang de cette réponse sur ma vie, je réponds : « OUI ! »

J'ai fermé les yeux en me disant : « Enfin, tout est fini. »

Mais le calvaire ne faisait que commencer.

En résumé, car c'est la seule façon dont je peux vous présenter les faits sans m'étendre sur le sujet, et pour rester alignée sur l'objectif de cet ouvrage, je serai brève : En fait, 16 mois après une longue période d'attente que justice soit faite, j'ai perdu mon procès contre quatre filles animées d'agressivité démente.

Elles ont gagné leur procès : « Légitime défense. »

Allez comprendre !

Pour ma part, j'ai arrêté de raisonner à ce sujet.

Quatre filles déchaînées contre une femme seule qui a fait preuve de bonté.

Douze jours pénibles en procès à témoigner. Chaque phrase était traduite en anglais, la langue des accusées.

Assises sur le banc des accusés, elles s'échangeaient des photos, riaient et s'en foutaient complètement.

Je demandais des pauses pour aller vomir tellement la souffrance physique et physiologique était intense.

Comment dire ?

Revivre cet événement traumatisant qui m'a déracinée de ma vie, de mon corps, de ma carrière, de ma passion, fut marquant, humiliant et désolant.

J'en ai encore la nausée.

Six avocats de la défense contre une jeune procureure de la Couronne sans expérience, qui venait à peine d'achever son stage du Barreau.

Un témoignage fabriqué par une psychologue à qui j'avais fait confiance dans les huit mois suivant l'agression, et qui m'avait pourtant été référée par un médecin.

Je ne m'attarderai pas sur ce point. Ça ne vaut pas toute l'énergie qu'il m'a fallu pour digérer la trahison et rebâtir ma confiance.

Que dire de cette juge qui en était à son premier procès criminel ! Elle a refusé d'entendre le témoignage de l'archiviste convoqué par mon avocate pour lire le rapport complètement illisible du médecin qui m'avait reçu le soir de l'agression.

« Avez-vous des photos à l'appui, Madame Dion, prouvant que vous aviez des blessures ? », m'assène d'un ton arrogant Maître B, un des six avocats de la défense.

« Non, je n'ai pas de photo… Quand j'ai demandé aux policiers d'en prendre, ils m'ont répondu qu'ils n'avaient pas d'appareil photo. » (Vive les téléphones intelligents maintenant !)

« Donc vous n'avez pas de preuve ?

— Tous les détails sont inscrits dans le rapport de l'urgentologue qui m'a vue à mon arrivée à l'hôpital… »

Ce fameux rapport illisible n'a jamais été présenté au jury malgré les objections du procureur, et la présence de l'archiviste qui attendait depuis le matin dans le corridor.

Et moi, dans cette machine de justice enrayée, à court de mots face à tous ces mensonges, cette mise en scène, et devant une vérité qui restera à jamais enterrée dans le silence, j'ai encore « épongé ».

J'ai tellement sombré après le procès que j'ai touché les bas-fonds.

Tout l'espoir d'être entendue venait de s'écrouler. Justice ne sera jamais faite.

Ce procès a eu l'impact d'une deuxième agression, et a rompu le seul fil qui me permettait de rester debout.

J'ai effectué un vol plané tel un funambule perdant pied et tombant sans filet face première sur le trottoir. Victime d'injustice flagrante, j'avais la haine et la révolte au cœur.

Je sais que j'ai une bonne étoile, malgré tout.

J'ai mis plus de 10 ans à me relever de cette page de vie que j'ai fini par tourner.

Dix ans de souffrances, d'hospitalisation, d'inquiétude, de frustration, de peur, de séquelles physiques irréversibles m'obligeant à vendre mes écoles de danse pour lesquelles j'avais consacré plus de 20 ans de ma vie.

J'ai connu la pauvreté et les banques alimentaires, tout en veillant seule sur mon enfant.

Cette période, que j'ai gardée bafouée jusqu'à aujourd'hui, m'a beaucoup sensibilisée aux besoins des autres. Je m'assure de donner constamment au quotidien à ceux dans le besoin, et surtout ceux qui ont faim.

Loin de moi l'envie de me plaindre, car j'ai atteint d'autres rêves, élargi mes expertises, et j'ai surtout appris que rien n'était acquis.

Aujourd'hui je sais que la vie m'a protégée, et j'ai pardonné.

Oui, j'ai fini par pardonner.

Comment ? Plusieurs me le demandent.

En me choisissant simplement, et en cessant de donner du pouvoir à ces événements. Ils ont ainsi relâché leur emprise sur mon être.

Dans cette période de ma vie, j'étais remplie de rancune, de colère, et je sombrais dans la médisance.

Avec raison, direz-vous ?

Mais avec le temps j'ai compris que plus je nourrissais cette haine, cet état d'injustice et de victimisation, plus je m'enfonçais dans l'oubli de mon âme, et ma raison d'être.

Oui, j'ai été victime, c'est indéniable.

Il aurait été facile pour moi de justifier les échecs éventuels de ma vie et d'en vouloir à la vie.

Le cheminement a été très long.

Je devais me refaire, me reconstruire. Il aurait été légitime que j'adopte le rôle d'une victime perpétuelle, mais ça ne me servait guère à évoluer. Je stagnais.

On dit qu'une victime peut mieux tourner la page si « son » ou, dans mon cas, « les » agresseurs démontrent un sentiment de culpabilité, une volonté de se repentir ou un ressentiment vis-à-vis de leurs actes.

Mais que fait-on quand ce n'est pas le cas ?

On reste accroché ?

On se détruit ?

On en meurt à petit feu ?

Ou bien on se choisit ?

Je me suis choisie.

Ça m'a pris du temps, mais j'y suis parvenue.

Un certain matin... assise dans ma chambre en train de pleurer ma vie, j'ai décidé simplement de ne plus m'identifier à cet état destructeur de victimisation.

J'ai compris que la vie était en soi un merveilleux cadeau. Même si je tentais chaque jour de rapatrier les morceaux du casse-tête éparpillés pour rebâtir mon moral et façonner une nouvelle image qui soit mon juste reflet.

Rapidement, lorsqu'on m'a annoncé qu'un cancer me rongeait, j'ai adopté une attitude de résilience.

J'étais maintenant bien entraînée dans la matière !

J'ai simplement dit NON ! Je ne m'identifie pas à ce « squatteur » dans mon corps.

Je suis bien prête à apprendre, à comprendre si ça se trouve, mais NON, je ne m'identifie pas à la maladie.

Car j'ai eu le temps de constater le tort que l'attitude de frustration a laissé comme trace dans mon corps pendant toutes ces années de haine, de révolte et de résistance.

Oui, il est certes préférable et même nécessaire de vivre notre colère, notre révolte et nos déceptions, mais à long terme, ça ne m'a pas trop servi.

Je constate aussi l'importance de vivre nos deuils et de prendre le temps de dire au revoir à notre ancienne vie, notre ancien métier, nos anciens seins, nos anciennes amours.

Ça permet d'entrer dans un état d'accueil, d'ouvrir notre cœur, de nous préparer à recevoir, et de créer notre futur.

La maladie n'est pas uniquement les relents du passé, mais souvent l'incapacité de nous adapter à notre futur.

Mon futur à ce moment était bâti sur la peur de perdre, de mourir.

J'avoue que la résilience me sert davantage maintenant.

Trop de dommages collatéraux causés par la résistance.

Je ne dis pas que c'est facile d'être en état de résilience.

Ça demande de l'entraînement par des modifications d'attitude ou d'habitudes, de la pratique en mode sphérique pour des visites en 360 degrés.

Tout découle d'un choix.

Comme enfiler ses espadrilles et aller marcher même si tu ne te sens pas en forme, ou que tu as le moral à plat.

Après cet effort, tu te sens bien, le lendemain ça t'encourage à reprendre, et à long terme ça améliore ta vie et ton bien-être.

Selon moi, la loi du karma, si tu y crois, n'a pas besoin d'avocat de la défense ou de procureur.

Elle s'applique quand le temps est venu et lorsque tu t'y attends le moins.

Il existe une âme pure derrière chaque humain, même si… Et c'est pour ces âmes que je prie. Celles qui un soir d'août 1997 ont changé le cours de ma vie.

20

« Reviens à la maison »

La vie a repris son cours « normal » grâce aux efforts déployés et au désir de m'en sortir.

Même si le pardon est bon pour l'âme, le corps doit respecter son processus de guérison.

Je vivais en « dissociation » tellement le combat de survie au quotidien était insupportable.

Migraines, vomissements, crises de panique, insomnie, troubles de sommeil, malnutrition sévère due aux troubles gastriques dont les médecins spécialistes ne trouvaient pas la cause... Au bout du compte, la souffrance avait eu raison de moi.

Et en 2001, tout a été très vite. Le retour à la « maison » sonnait l'urgence.

Après une consultation déterminante avec un psychiatre spécialisé en trouble de stress post-traumatique, j'ai accepté de prendre la médication qu'il me suggérait.

Sa suggestion était la meilleure.

Il avait raison. Je le remercie d'avoir pris le temps de bien m'expliquer, comme je me remercie d'avoir su écouter et me faire confiance, même si ce choix ne cadrait pas avec mes valeurs.

Sincèrement, sans l'aide médicamenteuse, j'y aurais laissé ma peau.

La psychose avait un pied à ma porte.

Je suis donc partie de son cabinet avec mon sac d'anti-vie.

Antidépresseurs.

Antidouleur.

Antipanique.

Anti-insomnie.

Malgré qu'il m'ait précisé que j'aurais à prendre des antidépresseurs pour le reste de mon existence, je me suis fait la réflexion que pour moi, ce ne serait qu'un chapitre de vie plutôt que le livre complet.

« Le retour dans votre corps risque d'être difficile, m'a-t-il avisée. Vous vivez en dissociation depuis trop longtemps. Nous enseignons cette technique aux gens dont le traumatisme est sévère et trop difficile à vivre. Vous avez vraiment un bon instinct de survie, mais il est temps de retourner chez vous. »

Chez NOUS, je ne reconnaissais plus ma maison. J'étais effrayée.

La peur m'attendait derrière chaque porte que j'ouvrais.

Ce retour dans mon corps a tellement été ardu…

Cheminement indescriptible.

Trois mois d'adaptation à la médication, et aux nombreux troubles de santé sous-jacents.

Instinctivement, malgré les souffrances, je savais que je devais m'armer de patience et persévérer.

J'avais atteint un état d'alerte générale, mais mon bonheur me criait :

« REVIENS À LA MAISON, JE T'Y ATTENDS ! COURAGE ! »

Je l'entendais me parler, mais le courage m'a soudainement abandonnée, et j'ai songé à en finir.

Tout ce que j'avais tenté d'oublier depuis quatre ans me revenait comme une vague de 30 mètres en plein visage.

Je calais et je m'enfonçais de plus en plus, et un après-midi, j'ai atteint les bas-fonds de mon existence nécrosée.

Ce n'est pas la vie que je voulais m'enlever à ce moment précis, je voulais carrément mettre un terme à la souffrance.

Je n'en pouvais plus.

Malgré tous les efforts, la thérapie, les traitements, la médication, je me suis retrouvée dans un cul-de-sac.

Je ne voyais plus d'issue après quatre ans d'essais.

Cet après-midi-là, avec une sérénité déconcertante, j'avais donc décidé de mettre fin à la souffrance qui m'assaillait à répétition.

Installée dans ma baignoire entre la confusion de mon esprit et cette planification de mettre fin à ce calvaire en avalant une trentaine de cachets de somnifères qui reposaient dans le flacon d'anti-vie posé sur le rebord, j'ai eu une vision de ma fille, qui soudainement a surgi devant mes yeux.

Elle était tellement réelle que j'ai reculé brusquement, et par ce mouvement, je me suis frappé le crâne sur le mur de céramique blanc.

Est-ce l'impact de cette vision ou le coup sur ma tête ?

Quoi qu'il en soit, toutes les pensées noires ont cessé brusquement, et l'urgence de vivre a repris le dessus.

Je suis sortie de l'eau à toute vitesse de peur de changer d'idée.

J'ai attrapé mon téléphone qui, par habitude, me suivait partout, et que j'avais déposé sur le comptoir de la salle de bain.

J'ai composé le numéro de Louise D., ma psychologue. Pas de réponse. Je lui ai laissé un message sur son répondeur.

Je savais qu'elle me rappellerait dans l'heure qui viendrait.

Elle s'était engagée à être là pour moi. Elle savait que je traversais une période difficile.

Le téléphone en main, mon corps nu, trempé, a longé le mur jusqu'à ce que mes fesses touchent le plancher de bois et que je m'écrase en pleurant.

Je n'avais prévu aucune serviette et je n'avais plus la force de bouger pour aller en chercher une.

Je suis restée là, grelottante, en n'espérant qu'une bénédiction... que la sonnerie retentisse avant que je change d'idée.

Et elle a retenti. Je ne sais plus quand. Mais elle a retenti.

J'ai pris l'appel et je n'ai rien dit.

Silence...

Elle m'a parlé doucement, m'a rassurée, a calmé mes peurs, et m'a dit ceci, grâce à quoi je me suis ressaisie: « J'ai un service à te demander. »

J'ai arrêté de pleurer subitement, et j'ai écouté.

Je pense qu'elle savait combien l'engagement pour moi était important, tout comme ce l'était pour elle. Alors si elle pouvait m'inciter à m'engager, surtout envers elle, je tiendrais parole.

« O.K., je t'écoute, lui dis-je en grelottant.

— J'aimerais que tu viennes me voir à mon bureau dans une heure. Tu peux faire ça pour moi?

— Je ne sais pas comment je vais y arriver... je n'en ai plus la force. »

Ma gorge nouée se serrait de plus en plus et je sentais la panique monter.

« Tu vas y arriver. Tu n'es pas seule, je suis là. Tu me téléphones dès que tu es dans ta voiture, et je serai avec toi tout au long de ton déplacement. »

Comment suis-je arrivée à son bureau ?

Aucune idée !

Quand je suis entrée, je n'ai pas choisi la chaise qui se présentait à moi, mais bien le sol, et j'ai flanché.

Je n'avais pas mangé ni dormi depuis près de 48 heures.

Mon corps ne suivait plus, et mon esprit encore moins.

Elle m'a amenée à l'hôpital elle-même, a exigé qu'ils fassent des examens plus approfondis et a précisé que les symptômes que je vivais au quotidien n'étaient pas entre mes deux oreilles.

En effet, dans les années qui avaient suivi l'agression, le gastroentérologue qu'on m'avait assignée, étant dans l'incapacité de diagnostiquer les symptômes qui m'empoisonnaient l'existence malgré les nombreux examens, me répétait que mes problèmes de santé étaient psychosomatiques.

Ça aurait pu être une possibilité, mais tout ce temps, de mon côté, je ne cessais de lui répéter que je connaissais mon corps, et j'insistais : ce que je ressentais n'était pas entre mes deux oreilles.

On m'a gardée en observation pendant plus d'une semaine, m'a gavée, par intraveineuse, de morphine et de sédatifs.

J'étais épuisée, dysfonctionnelle et chétive, pesant à peine 45 kilos même si je mesurais 1,73 m (donc 100 livres et 5 pieds 8 pouces).

Finalement… je ne sais par quel orifice ils ont pénétré, mais ils ont trouvé…

Diagnostic : maladie cœliaque.

La maladie avait atteint le bas de mon intestin grêle devenu dangereusement atrophié, ce qui provoquait les symptômes.

Séquelles, m'a-t-on expliqué, du grand nombre de coups reçus au ventre lors de l'agression.

La maladie s'était développée plus bas que normalement, m'a-t-on aussi spécifié. Cela expliquait que les gastroscopies n'aient rien révélé.

Un long processus de récupération a suivi ce diagnostic, et je constate aujourd'hui la grande carence alimentaire qui m'a affectée au cours de ces années.

J'ai doucement réintégré mon corps sous l'effet de la médication, en plus de la diète sans gluten, de la reprogrammation, et de l'ajout de suppléments en nutrition cellulaire.

L'équilibre revenait, lentement mais sûrement.

J'aurai pris 6 ans à me refaire après le diagnostic, soit 10 ans de ma vie au total.

C'est dur pour un corps…

Ça change une vie, mais en même temps, je me suis transformée pour le mieux, en route vers des forces encore insoupçonnées en moi.

21

La quincaillerie pratique du bonheur

Dans les premiers chapitres, j'ai effleuré certains outils que j'utilise aujourd'hui dans ma vie, et même comme coach.

- Visite en 360 degrés;
- Le bonheur à 50 %, 40 %, 10 %;
- Le triangle de Karpman ou le triangle dramatique;
- L'utilisation des adjectifs possessifs MON, MA, MES;
- La puissance des croyances.

Ce 21e chapitre regroupe plusieurs outils pratiques que j'ai découverts et développés dans ce tumulte d'épreuves et que je nomme: « Prescriptions » du bonheur.

Pas besoin de carte d'assurance maladie pour couvrir les frais ! Que non !

La seule garantie d'assurance est « l'action ».

Petits bonheurs chaque jour apportent un bien-être pour toujours !

C'est ce que je me répète au quotidien.

Et le bonheur, ça se pratique tout comme le sport, les arts et la science.

Voici, avec l'accord d'une de mes clientes qui me consulte en coaching, une des belles révélations d'outillage qui a transformé ma vie et – qui sait ? – améliorera peut-être la vôtre aussi !

1. LA PUISSANCE DES WOW

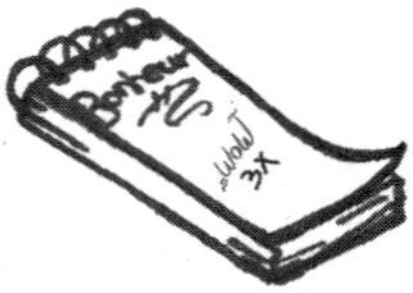

HISTOIRE DE MLLE X

Un jour, Mlle X est venue me consulter pour un coaching personnel en souhaitant comprendre et trouver des solutions vers l'atteinte du « bonheur ».

Elle se sentait malheureuse dans plusieurs aspects de sa vie.

Femme de carrière talentueuse, efficace, dynamique, reconnue par ses pairs, en relation amoureuse depuis deux ans, malgré son immense succès et l'amour dont elle bénéficiait, elle sentait un vide au fond de son ventre.

Elle me décrit cet état d'insatisfaction « générale ».

Après la séance de coaching, dans laquelle elle établit l'objectif qu'elle veut atteindre, et les premiers pas qui lui permettront d'entrer dans l'action vers son but, je sors mon « carnet de prescription » !

Oui, oui !

Tout comme ceux que les médecins possèdent, sauf que mon carnet varie de couleurs selon l'ordonnance qui sera attribuée à mon *coaché* ou ma *coachée*. En fait, je ne suggère que la pilule du bonheur.

Je lui écris un en-tête en lettres majuscules et lui lis ce qui suit à haute voix.

LES TROIS « WOW ! »

Inscrire dans un carnet, ou dans ton journal personnel, trois « wow ! » par jour, tous les jours, surtout ***quand ça ne va pas bien ou que tu te sens insatisfaite.***

« Je ne comprends pas ! Que veux-tu dire par des "wow !" ?

— Que signifie, pour toi, le mot "*wow !*" ?

— Eh bien, "*wow !*" sert à s'exclamer lorsque quelque chose est incroyable. Du jamais-vu ! Un moment spécial…

— Super ! Décris-moi ce qui, pour toi, correspond à une chose incroyable, ou du jamais-vu, ou un moment spécial. »

Elle réfléchit.

« O. K. ! Quand j'ai rencontré mon amoureux, c'était un gros "wow !" »

Je l'invite à revivre toutes les sensations qui accompagnaient ce « wow ! ».

En quelques minutes son énergie change, elle respire mieux, et ses yeux s'illuminent.

« Quelle sensation remonte lorsque tu penses à ce moment ?

— Je me sentais unique !

— Quelle autre chose incroyable, du jamais-vu, ou un moment spécial représente un "wow !" pour toi ?

— Lorsque ma sœur a accouché avant de me demander d'être la marraine de sa fille ! J'étais tellement fière et heureuse ! En plus, j'ai une relation très privilégiée avec ma filleule », m'explique-t-elle avec les yeux humides d'émotion.

Je l'ai invitée à observer cet état de fierté qui émergeait en elle, les sensations qui l'accompagnent, et à accueillir ce bonheur.

Elle rit, et est visiblement très joyeuse.

« Maintenant, dis-moi quelle autre chose incroyable, du jamais-vu ou un moment spécial qui mériterait un "wow !" pour toi. »

À ce moment, elle recule sur sa chaise et me regarde en silence. Après une longue pause, elle reprend.

« C'est bizarre parce que les états dans lesquels je me sens avec les "wow !" que je t'ai mentionnés, je les vis aussi, mais dans d'autres plus petits événements.

— Ah ! Et quels seraient ces plus petits événements ? Tu veux m'en donner un exemple ?

— Bien... Ce matin, mon chum m'a laissé un petit mot sur la porte du frigo. Il m'avait préparé une salade pour mon lunch !

— Ah ! Et ça pour toi ça représente un "wow !" ?

— Oui... En tout cas, ça m'a fait vraiment plaisir. J'étais contente, touchée de cette attention, mais on dirait que je n'ai pas pris le temps de l'apprécier. Disons que j'ai sûrement plusieurs "wow !" dans ma vie et je ne les remarque même pas, conclut-elle en réfléchissant.

— Et actuellement, qu'est-ce qui te permet de prendre le temps d'apprécier ?

— Eh bien... tes questions... Elles me font réfléchir... Ça existe-tu, des petits "wow !" ?

— Je ne sais pas. Pour toi, est-ce possible d'avoir des petits "wow !" qui te rendent fière, heureuse, qui te touchent, qui te font plaisir, qui te font sentir unique et contente ?

— Oh oui ! C'est certain !

— Excellent ! Car voici ma requête pour cette semaine, un exercice à accomplir chaque soir avant de dormir », lui dis-je tout en lui remettant mon papier de couleur rose comprenant la prescription des trois « wow ! » quotidiens.

« C'est à faire chaque jour, surtout quand ça ne va pas bien ! »

Mlle X lit donc :

« Inscrire trois "wow !" par jour tous les jours, surtout quand ça ne va pas bien ! »

Elle me regarde avec ses grands yeux bleus, et commente :

« Le bonheur ne peut pas résider dans une aussi simple prescription !

— Ah non ? Je suis curieuse ! En quoi d'autre le bonheur peut-il résider ?

— Eh bien, je veux dire que si c'était aussi simple que ça, tout le monde le ferait et serait heureux !

— Intéressant comme observation ! J'ai vraiment hâte de voir comment cette application des "wow !" pourra te faire découvrir cet endroit en toi où réside le bonheur. Je t'invite à t'y exercer si tu le veux bien, et nous pourrons en discuter à notre prochaine rencontre ! Qu'en penses-tu ?

— Tout à fait d'accord ! », conclut-elle d'un sourire contagieux.

2. LA GRATITUDE

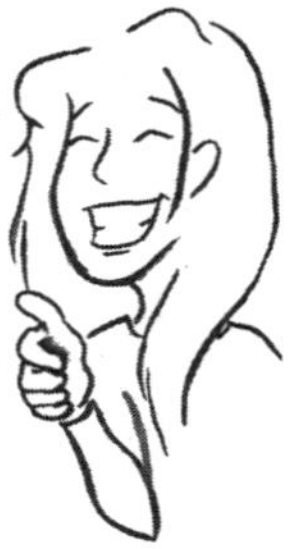

Ma maxime au quotidien :

MERCI LA VIE !

Je suis profondément appréciatrice, et reconnaissante d'être ici sur terre.

Je vis dans l'abondance de l'amour, de la santé, de la spiritualité, de la nourriture, de l'eau que je peux me procurer d'un simple geste.

J'ai des projets incroyables, entourée de gens qui m'aiment et que j'aime.

Tenir pour acquis est à l'antipode de la gratitude.

J'ai longtemps tenu pour acquise ma santé.

Aujourd'hui je suis l'éclaireuse de mon bonheur, dans toutes les sphères de ma vie, et je veille sur lui chaque jour.

Peut-être direz-vous : « Oui mais c'est facile de dire MERCI LA VIE quand tout va bien ! »

Mais qu'arrive-t-il quand ça ne va pas bien, et que rien ne va plus ?

Est-ce que rien ne va vraiment ? me questionnerais-je.

Si vous êtes en vie, et en plus vous lisez ce livre, c'est qu'il y au moins deux choses qui vont bien !

Je vous suggère d'explorer une ou plusieurs de ces « prescriptions », chaque jour, dans les moments heureux, et surtout quand vous ne vous sentez pas bien.

Pourquoi ?

Parce que c'est à cet instant précis que vous en avez le plus besoin.

Aussi, parce que l'augmentation de la vibration stimulée par la gratitude est une des plus vieilles techniques de guérison.

Elle permet d'élever notre taux vibratoire et de modifier le cours de nos pensées, de nos émotions, à un niveau plus positif, ce qui influence directement nos actions.

La gratitude permet aussi d'éduquer notre mental, de prendre conscience, et de nous concentrer sur ce que nous **avons déjà** de bon dans nos vies, non sur ce que nous n'avons pas.

Il est facile de croire ou d'être en état de gratitude quand tout va bien.

Le défi est plus grand quand la maladie, la douleur ou les événements difficiles nous bombardent.

Pourtant, il y a constamment des petits « wow ! » qui nous entourent. Il s'agit de les discerner.

Tout comme il y a un soleil derrière les nuages.

FORMULE DE GRATITUDE : MERCI POUR... MERCI DE... MERCI À... MERCI AU...

Une minute de gratitude à voix haute tous les jours, surtout quand ça ne va pas bien ! (Merci pour… Merci de… Merci à… Merci au…)

3. MARCHEZ ET REPROGRAMMEZ-VOUS

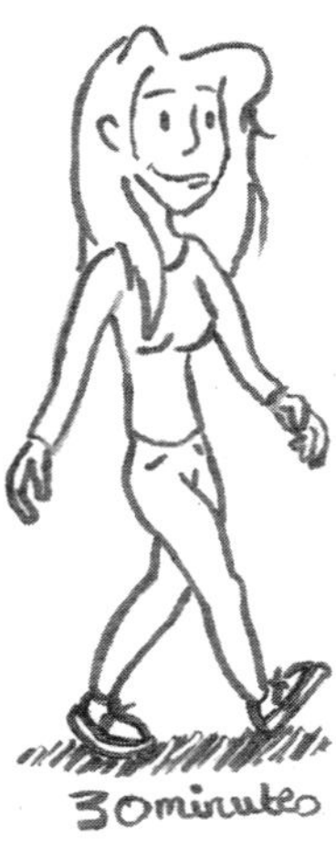

Je recommande de 5 à 30 minutes de marche rapide si vous le pouvez, sinon comme vous le pouvez. Ceci tous les jours, en récitant à voix haute quand la situation vous le permet, sinon dans votre tête :

De jour en jour à tous points de vue, je vais de mieux en mieux.

Cette fameuse phrase d'Émile Coué que j'ai découverte lors de ma lecture du *Millionnaire* de Marc Fisher en 2004, que j'ai répétée, répétée, répétée plus d'une centaine de fois par jour, pendant des jours, des mois, des années, jusqu'à ce que mon mental y croie, et que tout s'aligne naturellement malgré les épreuves de la vie.

Comme pour l'athlète et le musicien qui s'entraînent pendant des années, la répétition fait en sorte que tout s'enclenche naturellement dès que tu sollicites ton mental.

Dans la période du cancer et de l'après-cancer, lorsque la douleur était trop intense et que le moral n'allait pas, j'ai repris cette phrase que j'ai répétée, répétée, et encore répétée.

J'ai été agréablement étonnée de constater la vitesse à laquelle mon esprit et mon corps réagissaient.

En quelques secondes j'ai senti le bien : le taux vibratoire s'élever en moi et le calme s'installer.

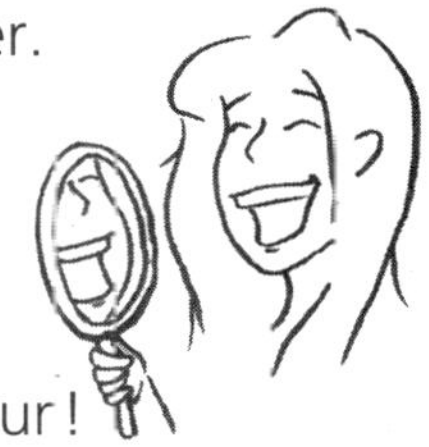

4. L'HUMOUR EN ABONDANCE

L'humour, l'humour, toujours l'humour !

Comme ce livre parle de cancer, avec toujours l'autorisation de Mme X, cette fois-ci, je vous partage ce moment unique.

Alors Mme X, âgée d'une soixantaine d'années, vient pour une consultation en coaching.

Elle vit avec l'impact de l'annonce du diagnostic d'un cancer depuis trois semaines, et ressent beaucoup de difficulté à gérer tout ça.

Elle est visiblement troublée, mais très ouverte aux outils et solutions qui lui permettront d'atteindre peut-être un état de bien-être malgré l'épreuve.

Son objectif après la séance se conclut :

« Apprendre à me choisir et m'aimer ! »

Je lui propose donc comme requête ou « **de-voir** » : comme dans se **voir de**venir, deux prescriptions dont je tire l'ordonnance de mon carnet coloré !

« Les wow ! » et la fameuse phrase d'Émile Coué que vous connaissez maintenant :

« De jour en jour à tous points de vue, je vais de mieux en mieux. »

Elle me répond, tout sourire !

— Avoir eu cette « prescription » avant, je pense que j'aurais pu éviter quelques métastases !

Cette réplique spontanée a provoqué un éclat de rire simultané immédiat, et un bien-être immédiat.

Évidemment il n'y a rien de drôle au fait d'avoir des métastases !

Mais de comprendre que de petits gestes de gratitude chaque jour, pour soi, pour les autres, peuvent augmenter notre taux vibratoire et faire une grande différence dans nos vies.

L'humour en est un !

Un des premiers « traitements » qui devraient être « prescrits » pour améliorer toute maladie, c'est l'HUMOUR !

C'est une constatation que j'ai faite avec le temps.

Pour les sceptiques, scientifiques ou analytiques qui auraient besoin de preuves...

Oups ! Je n'en ai pas... Désolée.

Pour les autres qui sont convaincus que la « pensée positive » ou « l'attitude optimiste réaliste » n'ont aussi aucun impact sur l'amélioration de la santé... Je suis bien désolée encore une fois.

Chacun ses croyances, l'important est que ça nous sert !

Donc pour les autres, je vais plutôt vous parler de mon expérience !

Pour moi, cet état euphorique qui dilate la rate fait partie de ma vie, et de mon processus de guérison, tout comme pour plusieurs personnes que j'ai rencontrées et qui transigent intensément avec la maladie !

On rit de soi, on rit des circonstances, des situations, de notre look pas toujours TOP.

Disons que je ne me prends plus trop au sérieux, même si je suis une femme d'affaires, exigeante, proactive, et que je croque dans la vie, même si les bouchés sont quelques fois surettes !

C'est toujours la première qui surprend !

Je m'ajuste à la suivante, découvre d'autres saveurs et textures pour finir par me dire : j'aime ou je n'aime pas. Je crache ou je l'ingurgite !

Alors vous aurez compris que loin de moi l'intention de vouloir minimiser l'impact d'une situation difficile.

Je me répète, mais je crois sincèrement qu'il y a du bon dans chaque situation, c'est ce que je réponds aux personnes qui me demandent :

« Comment fais-tu pour avoir autant de courage et garder le sourire ? »

Le rire joue un rôle à coup sûr sur la modification du taux vibratoire de mon bien-être, au même titre que la gratitude que je vous décrivais précédemment.

Je suis convaincue de sa puissance, sur l'amélioration de ma santé.

J'aime rire et ça me fait du bien.

Ma façon maintenant d'évacuer le trop-plein d'émotions après avoir « épongé » une situation, est de blaguer ou de la caricaturer, et surtout rire de moi-même si je me prends trop au sérieux.

Je n'ai pas toujours pensé ainsi, je l'avoue !

Que de sérieux dans ce bout de femme entrepreneure aux idéaux qui, à 15 ans à peine, était déjà en affaires.

Aujourd'hui, je vise encore plus haut.

Mais ma priorité d'atteinte d'objectifs passe avant tout par le bonheur, le plaisir et le rire, et de moins en moins par le besoin de performance, de perfectionnement ou de plaire.

Je m'assure de me réaligner le plus souvent possible, car les mauvaises habitudes reviennent rapidement ; surtout lorsque ces comportements te suivent depuis tant d'années.

Si je ne retrouve pas cet état de bonheur lors de la mise en place de projets, ou en cours de création, je repense le tout, réaligne et « flushe » les indésirables et reformule l'approche.

Et si malgré tout ce processus je me sens encore stressée, eh bien il reste la thérapie de : AS-TU RI AUJOURD'HUI ?

Ce qui consiste à me regarder dans un miroir et de rire à gorge déployée, aussi faussement soit-il.

Après 30 secondes, je me trouve tellement ridicule que je me mets à rire réellement encore plus et je ris, je ris, je ris de plus en plus !

Et plus je ris, bien plus je m'éclate au point d'en avoir les larmes aux yeux et des crampes dans le ventre.

Toujours sous le regard curieux de mon fidèle chien Tchoubâ qui, tout content, juste au son de ma voix, court partout pour m'apporter tous les cadeaux qu'il peut m'offrir en pensant que je suis prête à jouer avec lui à lance-attrape : un os, un coussin, un jouet...

« Ah ! Elle est complètement folle ! », direz-vous.

Peut-être même que mon chien a aussi cette réflexion !

Mais lui il m'aime inconditionnellement. Il s'en fout, et moi également !

C'est vrai, je vous l'accorde, j'adore ma folie !

C'est ma meilleure amie !

Je pense que c'est pourquoi mon chien m'aime autant, et pourquoi je m'aime inconditionnellement maintenant !

Je sais que certains d'entre vous ne feront pas le test parce que : vous connaissez déjà tout ça, vous n'avez pas besoin de ça, vous ne croyez rien en tout ça, ou bien vous n'avez pas un chien fou prénommé Tchoubâ qui pourra admirer votre métamorphose par le rire !... Et c'est très bien ainsi.

Alors, je m'adresse à tous les autres individus, prêts à conquérir et explorer le bien-être du rire !

***GO, GO, GO* ! RIEZ !**

Regardez-vous dans le miroir.

Déclenchez un rire forcé... encore, et encore... jusqu'à ce que votre gorge se déploie et que la vibration de votre rire atteigne chaque cellule de votre corps, ou les murs de votre maison !

Explorez votre autoguérison, et sentez en vous son bienfait.

Si vous êtes deux, tant mieux !

Deux fous, c'est encore mieux !

Regardez-vous dans les yeux et faites l'exercice.

RIEZ !

5. APPRIVOISER ET ÉDUQUER LES PEURS

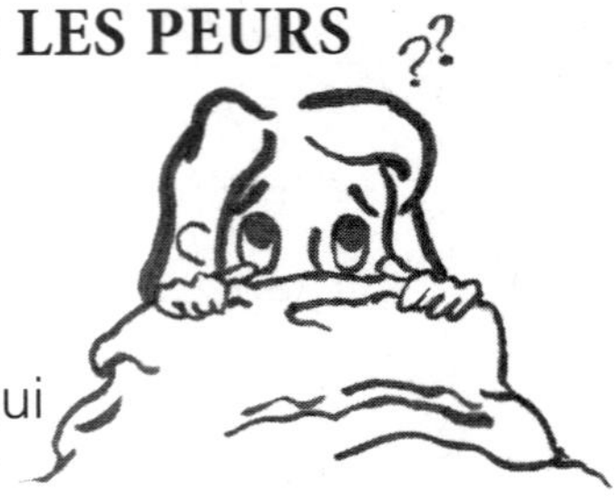

LES PEURS !

Oui, oui, oui…

J'en ai côtoyé de ces peurs qui m'habitaient, m'envahissaient au point d'en perdre mes moyens.

Mais combien j'ai appris à les apprivoiser, les éduquer, et en fin de compte, d'en faire de grandes alliées, tout comme les croyances limitantes que j'ai aussi transformées en croyances aidantes.

J'explique souvent qu'une vraie peur, c'est lorsqu'un ours te court après. Ou qu'une voiture passe à quelques centimètres de te percuter.

Lorsque tu frôles la mort. Ou qu'un danger imminent se manifeste.

Les autres peurs, même si elles semblent réelles puisqu'elles aussi provoquent un déclencheur interne de mal-être, de sueur, de panique, sont fabriquées par notre imaginaire.

Entre autres : par notre éducation, les croyances transmises de génération en génération, nos expériences de vie ou des situations récurrentes ou malheureuses.

Mais contrairement à la peur de mourir ou de te faire dévorer tout rond par un grizzli, elles sont **apprivoisables, ajustables et modifiables**.

J'ai appris l'importance de bien les observer, et de les saisir au moment où elles se manifestent en moi, pour ensuite les **apprivoiser**, les **éduquer**, les **reprogrammer**, et les **transformer** en une essence vitale, par opposition à un poison dans ma vie.

Pendant des années, j'ai vécu avec la peur de manquer d'air.

Ça oui, j'ai été étranglée, et j'ai réellement suffoqué, mais par la suite, non !

Je pouvais très bien respirer.

Je n'étais plus en danger.

Pourtant, je suffoquais réellement.

Malgré l'air qui pénétrait dans mes poumons, cette peur ancrée d'être privée d'air, était si réelle que je parvenais à me convaincre que je n'arrivais plus à respirer.

Et ça fonctionnait !

Si j'avais la moindre pression sur ma gorge, ou un simple frôlement, mon corps réagissait si puissamment que soudain je me retrouvais en crise de panique incontrôlable, incapable de respirer.

Flashback intense. *WOH !* Ça suffit !

Je replongeais dans cette mémoire, de moi en août 1997, sur le trottoir, manquant d'air.

Combiné avec les traces des autres épisodes de grande panique qui ont suivi pendant plusieurs années après, disons que ça faisait un cocktail explosif.

Je sais, mon exemple est un peu extrême, mais l'exercice qui suit s'applique aussi à tout type de peur. Exemples :

Peur de déplaire ;

Peur de l'abandon ;

Peur du rejet ;

Peur de déranger ;

Peur de ne pas être à la hauteur...

Et peu importe l'intensité, la reprogrammation fonctionne !

Même sans preuve scientifique, je vous le confirme !

Comme plusieurs, par réflexe de protection et de survie, j'ai tenté de supprimer cette peur de suffoquer pendant plusieurs années.

Je l'ai reniée, essayant de la chasser, de l'anéantir, de l'extirper de mon subconscient.

Je n'avais pas compris à cette période de ma vie que ma meilleure stratégie était :

De l'accueillir.

De la remercier.

De cesser de m'identifier à cet état.

« Cet état N'EST PAS MOI ! », me suis-je écriée un jour en sortant de l'hôpital après une autre de ces fameuses attaques de panique qui m'avaient obligée à m'y rendre d'urgence.

J'étais pourtant en spectacle ce soir-là. J'étais heureuse. Le public avait « tripé » sur mes nouvelles chansons.

Environ 45 minutes après le *show*, bien relaxe à discuter avec mon groupe, bang ! L'attaque sans prévenir : je me suis retrouvée dans l'incapacité de reprendre mon oxygène, je me suis mise à suffoquer, entrant dans un mode de panique intense.

En revenant à la maison, calmée, je me suis profondément questionnée pour comprendre la différence.

Pourquoi lorsque j'étais sur scène, cet état de panique ou d'étouffement ne s'était jamais manifesté ?

J'ai poursuivi ma réflexion :

Si je peux m'en libérer dans ces moments précis, comment puis-je m'en libérer partout dans ma vie ?

Avez-vous déjà tenté d'enfoncer un ballon de plage dans l'eau ?

Qu'arrive-t-il après un certain moment ?

Vous pensez avoir réussi, mais malgré vos efforts soutenus, subitement le ballon bondit hors de l'eau et vous l'avez en plein visage.

C'est identique pour les peurs.

Plus j'essayais de les enfoncer en moi, plus elles refaisaient surface sans s'annoncer au moment où je m'y attendais le moins, m'écorchant au passage, malgré mes efforts soutenus pour les contrôler et les anéantir.

Un exemple fréquent de peur que les chefs d'entreprise à qui j'offre du coaching me relatent, c'est : la peur de parler devant un public. Pour les étudiants en classe, la peur de s'exprimer devant les camarades pour un exposé oral.

Cette peur est une des plus répandues.

À un autre niveau de réflexion, elle se manifeste entre autres pour certains, si en plus la peur du ridicule, de ne pas être à la hauteur, de déplaire ou de décevoir est sous-jacente.

Vous êtes d'accord qu'il n'y a pas de danger réel à se tenir à une tribune ou devant une classe en parlant devant des gens ?

Mais la peur est là. Peu importe qu'elle provienne de l'imaginaire, elle semble réelle.

Tous les symptômes physiques le confirment.

Ton sang se glace.

Tu en perds tes moyens.

Ton rythme cardiaque s'accélère.

Ta bouche devient sèche.

Ta vision s'embrouille.

Tes oreilles bourdonnent.

Ton cerveau arrive à peine à se remémorer un sujet que tu maîtrises très bien.

Eh oui ! Tu ressens tous les symptômes physiques.

Mais ça demeure une peur créée par l'imaginaire puisqu'en réalité, il n'y a aucun réel danger pour ta vie, autre que perdre la face.

Alors je donne souvent la métaphore du chiot qu'on entreprend d'éduquer à être propre.

Le maître, donc nous la personne, doit faire preuve de vigilance pour une période de temps et être très attentif à son chiot.

S'assurer de surveiller toute manifestation qui indiquerait qu'il est prêt à uriner ou à déféquer.

S'il dispose d'un temps d'inattention de votre part pour se soulager sur votre plancher. Que par une pulsion de bonnes intentions, pour lui apprendre les bonnes manières, vous vous précipitez vers lui en courant et en criant NON ! Et que vous l'attrapez vigoureusement dans vos bras pour le sortir à l'extérieur et lui faire comprendre qu'il doit demander la porte pour se soulager.

Peine perdue, car malgré vos efforts soutenus, il ne comprendra pas !

Si ça se trouve, il urinera à nouveau, mais cette fois-ci, dans vos mains parce que vous l'aurez stressé.

Si vous le grondez après qu'il eut déjà soulagé sa vessie sur votre plus beau tapis blanc, il ne saisira absolument rien non plus !

La meilleure technique est de le surveiller, et de le prendre sur le fait. De le saisir au bon moment, quand vous observez un changement de comportement, soit lorsqu'il descend le bassin, ou se met à tourner en rond.

Alors là, même s'il a à peine commencé à uriner, si vous le saisissez et le déposez dehors en lui indiquant qu'il est un bon chien lorsqu'il fait son pipi à cet endroit. Vous savez quoi ? Il comprendra très rapidement et changera d'habitude.

Son cerveau enregistrera le nouveau comportement à adopter.

Ça peut prendre un temps, mais il comprendra, et optera pour la bonne méthode.

Avec les peurs, c'est sensiblement identique.

Si vous les attrapez au moment où elles se manifestent et vous leur indiquez comment agir, elles comprendront le nouveau comportement à adopter, et elles se reprogrammeront.

Donc, comme un chiot lorsque vous lui apprenez, c'est avec beaucoup de douceur, d'encouragement, et en reconnaissant ses efforts que le résultat viendra plus rapidement et s'ancrera à long terme.

Bienveillance et compassion envers soi avant tout !

Évidemment, la peur n'est pas tangible, donc c'est difficile de la prendre dans nos bras pour lui désigner la porte.

Mais le subconscient comprendra le message tout comme le chiot, et changera de « pattern » après un certain temps de pratique.

Le secret est qu'il faut vraiment être attentif à soi et aux déclencheurs internes qui se manifestent, lesquels nous indiquent que nous vibrons sur une de nos peurs.

Pour poursuivre avec l'exemple de la panique qui suivait la peur de suffoquer, c'est évident (et je tiens à le préciser) que si tu es en état de panique, ce n'est pas le temps de reprogrammer.

C'est préférable de remettre à plus tard.

Comme lorsque le chiot a déjà uriné sur le tapis, tu peux limiter les dégâts, mais tu ne peux pas les éviter, ni les reprogrammer aussi efficacement.

TU DOIS L'ATTRAPER AVANT !

J'ai donc dû y mettre beaucoup d'efforts, et prêter une attention particulière aux symptômes précurseurs qui souvent se manifestaient : l'accélération de mon rythme cardiaque, l'essoufflement au repos, des tremblements internes incontrôlables, des bourdonnements sourds dans les oreilles, ma vision qui se troublait, ou cette sensation qu'une balle de golf grossissait et montait au fond de ma gorge, puis m'étouffait.

À ce stade avancé, j'étais déjà près de la crise de panique, et il était très difficile même impossible de faire taire cette grosse voix qui me disait : *Je manque d'air, je vais suffoquer, je vais mourir.*

Je devais attraper l'état précurseur avant de me rendre à la dernière phase, et que la crise de panique se déclenche.

Alors j'ai appris à écouter mon corps.

Oui ! Que de belles conversations nous avons maintenant, lui et moi.

Lorsque les symptômes s'exprimaient, au lieu de me dire que tout allait bien, que ça passerait (car c'était évident que ça n'allait pas, et que ça ne passait pas), j'attrapais ma peur de suffoquer au moment propice.

Je la sortais littéralement de mon corps par un geste significatif, tout comme si j'allais la cueillir en moi.

Pour ensuite la placer devant moi dans l'espace, ou sur une table, et je l'observais en lui disant ceci avec beaucoup de compassion :

Je te reconnais, te remercie, mais je ne m'identifie plus à toi.

Car aujourd'hui, grâce aux événements de ma vie, je suis une femme heureuse comme lorsque je suis sur scène, comblée.

Libre, bien dans mon corps.

Calme, et qui respire doucement dans chaque cellule de mon corps.

Qui possède des poumons parfaits pour laisser pénétrer l'air librement et aisément...

Je poursuivais ainsi à haute voix, en accumulant des états de bien-être, lesquels me faisaient vibrer de mieux en mieux, jusqu'à ce que le calme s'installe en moi. Que la respiration reprenne son cours normal, que la boule dans le fond de ma gorge rétrécisse, et que mon cœur prenne son rythme normal.

J'ai mis plus de deux ans à modifier cette peur et à maîtriser ce trouble de panique.

Je ne pense pas à ce point dans ma vie que je pourrai totalement me défaire de cet état, surtout quand je ressens une pression sur ma gorge, même si le geste est rempli de douceur.

Je dois vraiment me concentrer quand ça se passe et mettre en branle mes « prescriptions » et la programmation pour éviter un *flashback*.

Mon corps a sa mémoire, et n'a pas oublié. Mais mon mental est devenu tellement plus puissant qu'il arrive à le rassurer, et ainsi à éviter le déclenchement d'une crise de panique.

Je pratique le plus souvent possible la reprogrammation, chaque fois qu'une peur se manifeste en moi.

Car des peurs créées par notre imaginaire, on en vit régulièrement.

Avec le cancer, il y en a eu de nouvelles, et d'autres qui se sont manifestées à nouveau.

Plus peur de suffoquer ! Ça non.

Mais de souffrir, de tout perdre encore, de manquer d'argent. Incertitude envers mon avenir, peur de ne plus être apte à subvenir à mes besoins, moi qui suis travailleuse autonome, sans assurance emploi.

Voici donc un dernier exemple de pratique et de phrases de reprogrammation.

Si mon corps manifeste un état de découragement, et que je sens les sueurs froides monter à cause de l'insécurité financière ou la pensée d'une récidive éventuelle du cancer, je m'empresse de la sortir de moi, pour lui permettre de s'exprimer sans que j'en sois affectée.

Puis je commence à réciter la formule que vous connaissez maintenant. (Et si la circonstance s'y prête, vous pouvez écrire votre propre formule en vue de la reprogrammation du moment présent. C'est encore plus puissant.)

> ***Je te reconnais, te remercie, mais je ne m'identifie plus à toi.*** *Car aujourd'hui, grâce aux événements de ma vie, je suis une femme en santé.*
>
> *Qui attire à moi tout ce dont j'ai besoin pour un avenir rassurant.*
>
> *La vie prend bien soin de moi comme je prends soin de moi et d'elle.*
>
> *Tout vient à moi facilement et aisément.*

Je suis merveilleusement entourée et protégée.

Merci la Vie.

Vous aurez compris, par mes deux exemples de formulations, que la recette est basée sur trois ingrédients puissants : la **reconnaissance**, la **gratitude** et la **désidentification** (suivre l'ordre des étapes est nécessaire pour bien réussir votre gâteau de bien-être).

Ensuite ajoutez une quantité illimitée de vos croyances aidantes, de vos ressources intérieures et de bienveillance.

Mélangez bien toutes ces saveurs dans votre mental et votre corps.

Faites cuire à feu d'amour, et délectez-vous en croquant à pleines dents dans votre état de bonheur, de paix et de liberté.

22

Tant que ce n'est pas que le « Q »

Je dois prendre le temps et l'habitude de me poser les bonnes questions sur mes états émotionnels ou physiques.

Faire une introspection au quotidien peut vraiment améliorer notre santé physique et émotive.

M'amuser à faire le tour d'une situation au lieu de la regarder obstinément dans l'angle unique devant moi, me permet de prendre un recul.

Le comportement ou la pensée que je nourris me servent-ils ou me nuisent-ils ? J'y réfléchis.

Si ça me sert, je continue !

Sinon, je m'assure de faire un virage de 360 degrés et j'observe comment je pourrais transcender ou choisir une autre attitude bénéfique ou de bienveillance pour améliorer mon état.

Laissez aller ce qui ne vous appartient plus.

Remerciez et transformez !

C'est peut-être inconfortable de faire des introspections au quotidien. Accueillons cet inconfort.

J'ai été souvent tentée de m'éloigner de ces mauvaises sensations par instinct de protection.

D'abord, ces mauvaises sensations m'envahissaient, et ensuite, elles me faisaient peur avec raison, car manifestement, mon corps réagissait et souvent fortement.

Peut-être est-ce votre cas actuellement.

Mais pourquoi ne pas se permettre de découvrir ces états et de comprendre à notre rythme leur message ?

Évidemment, en considérant que nous avons la capacité émotive à ce moment précis !

Ce n'est pas le temps d'étendre une brassée de vêtements sur une corde à linge s'il y a des averses de pluie.

Attendons le beau temps !

J'ai mis personnellement quelques années à apprendre à écouter mon corps, à lâcher prise, et à m'adapter temporairement à la médication qui m'a été d'un grand secours pour la période où j'en ai eu besoin.

J'en parle, car il y a plusieurs écoles de pensée, tout comme en médecine au sujet du cancer.

Restons ouverts !

Je suis pour la guérison naturelle en premier lieu, mais il y a des mesures d'urgence qui commandent des traitements d'urgence.

Pas besoin pour ce faire de vivre un trouble de stress post-traumatique !

Il y a aussi des moments dans nos vies où tout semble ne plus aller, et où les ressources intérieures et extérieures semblent nous avoir fait faux bond.

Accumulation de stress, mauvaise gestion de nos émotions, rupture, restructuration familiale, de carrière, de vie.

Notre corps nous parle haut et fort !

On se sent fatigué constamment, manque de motivation, pleure pour rien, dort mal, n'a plus envie de rien malgré tous les bonheurs qui nous entourent.

La gestion du stress est de plus en plus difficile. On s'isole.

On n'a plus le désir ni d'intérêt à voir des gens.

On repousse les sorties, la visite des amis et de la famille.

Ça peut passer pour un jour, un mois, mais après plusieurs mois, voire un an ou deux… Ça s'appelle :

« ALLÔ ! J'ai besoin d'aide ! »

Il n'y a aucune honte à consulter et obtenir de l'aide.

En fait c'est tout à votre honneur. Ça se nomme, dans mon livre : « Se responsabiliser pour son bonheur ».

Si ça peut aider à vous soulager et à prendre conscience que vous avez peut-être besoin de vous choisir !

GO !

Aujourd'hui, ma pensée a changé face à la prise de médication.

Je pense qu'il n'y a pas de contrainte à utiliser une médication tant que le « **Q** » n'est pas l'unique moteur. Ex. : **Q**ue la médication.

La médication, comme les antidépresseurs, peut aider.

Elle permet une pause en nous éloignant de la souffrance temporaire jusqu'à ce que l'individu retrouve assez d'équilibre, de force et de stabilité pour faire le tour, apporter l'amélioration à son bonheur, nettoyer ce qui encombre son mental, son corps et son énergie.

Au même titre : **Q**ue la thérapie sans aide médicamenteuse, parfois nécessaire, pourrait dans certaines situations gagner en efficacité… par le jumelage !

L'amélioration de la santé comprend plusieurs aspects.

La médication peut en faire partie, tout comme la thérapie.

Pour certains dans mon entourage, sans médication, le cancer les aurait grugés. Cependant d'autres en sont morts, même avec.

Donc, pour revenir au « **Q** », selon moi, la santé ne se retrouve pas alors **Q**u'avec la médication, mais on peut combiner plusieurs facteurs.

Elle doit s'accompagner d'une approche thérapeutique, d'une bonne hygiène de vie dont :

- L'alimentation équilibrée;

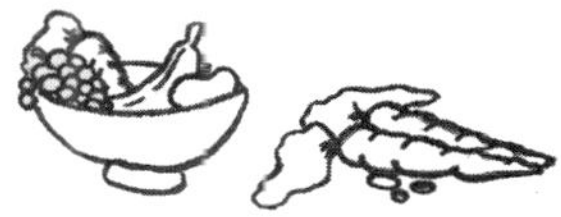

- De bons suppléments alimentaires;
- Huit verres quotidiens d'eau à la température de la pièce;

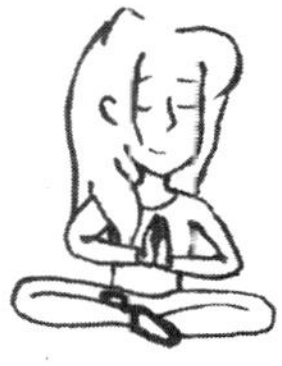

- De la méditation et de la gratitude;
- Dix respirations profondes, au minimum trois fois par jour;
- Une pratique des « prescriptions » du bonheur;
- Une visite à 360 degrés;

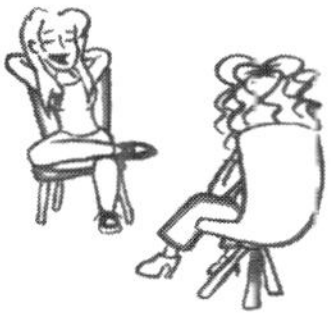

- Une bonne thérapie;
- **RIRE** autant que vous le pouvez;
- Bouger: 30 minutes de marche;

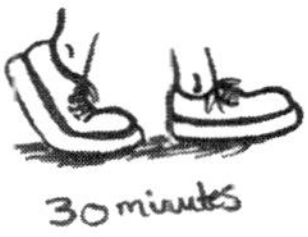

- Être à l'écoute de son corps et de ses émotions;

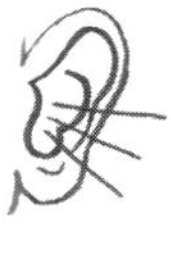

- Se poser les bonnes questions;
- Croire que tout est possible;
- Faire le ménage dans nos pensées;

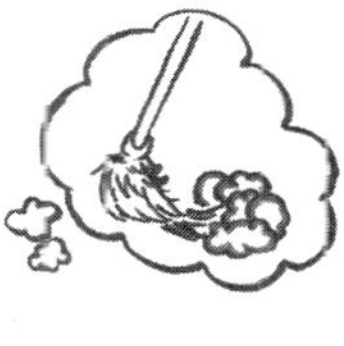

Je suis la preuve vivante que nous pouvons transformer et modifier nos schémas, nos « patterns » en vue d'une santé optimale par la combinaison de bons outils.

Je suis maintenant libre de médication, sans restriction alimentaire, puisque la maladie cœliaque, qui loge dans mon intestin grêle, est en dormance depuis plus de 10 ans maintenant.

23

« Carac-taire » ?

« Comment as-tu su que tu avais le cancer ? »

On me pose souvent cette question.

Ma réponse est simple.

Je le savais parce que mon corps me le criait.

Tellement que j'ai EXIGÉ que le radiologue procède à l'échographie de mon sein gauche, même si le rappel que j'avais avait trait au sein droit.

Je ne cessais de leur répéter que c'est dans mon sein gauche que je sentais une anomalie et que j'avais des démangeaisons intenses localisées près du mamelon.

(Comme vous le savez maintenant, je m'écoute au détriment de déranger tout un service médical).

Diagnostic final à l'issue des mammographies mammaires : rien au sein droit, trois lésions dans le sein gauche.

Je le savais à l'intérieur de moi.

Mon corps me parlait, haut et fort, comme il me parlait avant le diagnostic de maladie cœliaque.

C'est vrai, j'ai du caractère et avec respect je m'exprime intensément quand je ne me sens pas entendue, surtout lorsqu'il s'agit de ma santé ou de mon bonheur.

Ça aide à faire bouger les choses, je l'avoue.

J'ai pourtant eu honte longtemps de mon caractère. J'essayais de le « taire », car je voyais qu'il « dérangeait ».

Mon besoin d'être aimée et acceptée de mon entourage était tellement viscéral que je me suis censurée pendant de longues années.

Aujourd'hui, je l'assume pleinement.

Il m'a sauvé la vie.

C'est aussi une qualité d'en avoir, mais la perception de certaines personnes se trouve aux antipodes. Du caractère, c'est aussi vu comme un défaut.

Autant j'ai essayé de ressembler aux autres pour être aimée, en refrénant ma spontanéité, mon expression, mon intense désir d'« être », et je me suis retenue par moments de vivre ma passion, autant aujourd'hui je me rends compte que ce trait de caractère a fait de moi la femme que l'on dit courageuse, fonceuse, inspirante, leader, rassembleuse.

Ça m'a permis d'avoir le carburant pour surmonter les épreuves, telle une amazone, et surtout pour créer ma place malgré tout, en exigeant dans ma vie le meilleur pour moi.

Comme le dit Mado Morissette, une amie, guerrière, leader et conférencière que j'estime profondément : « Le meilleur me convient très bien. »

J'ai accepté, avec le temps, le fait que ma personnalité en dérange certains et en inspire d'autres.

N'est-il pas vrai que ce qui nous dérange le plus souvent nous inspire également, et nous pousse vers un changement ?

L'important, c'est que dans mon cœur et ma tête, je me sente bien avec moi-même.

Je suis aussi consciente que ce n'est pas donné à tout le monde d'avoir un coffre d'outils bien varié et garni.

J'espère que ce livre vous a inspiré à suivre votre intuition. Que votre lecture vous a fourni des pistes de réflexion, de nouveaux outils et a permis de DÉRANGER votre entourage quand il le faut ¡ 

Merci

En écrivant ce livre, j'ai compris que la plupart des états de malaise qui m'habitaient, et mon mal-être, ont été générés par un grand besoin d'être aimée. L'état de culpabilité qui en découlait semblait presque permanent dans ma vie.

Cet ouvrage que j'achève suscite la réflexion à propos des graves répercussions de cet état sur ma santé à long terme.

Dans plusieurs des entrevues que j'ai accordées pour mon film documentaire, cet état de culpabilité revenait presque à l'unanimité dans les messages des femmes qui témoignaient.

Nous pouvons nous sentir régulièrement coupables des circonstances de nos vies, d'événements, des petits plaisirs, même d'être heureuses, ou de manifester un besoin d'amour… Ce fut mon cas.

En sommes-nous toujours conscients ou conscientes ? Je ne le pense pas. Souvent ça se traduit par un malaise, une tristesse, un sentiment d'étouffement ou de ne pas se permettre d'être…

Je dois constamment surveiller cet état en moi.

Je m'y suis engagée, et j'y veille chaque jour pour le bien-être de ma santé émotionnelle et physique.

Le syndrome de culpabilité est répandu dans notre société de performance, et touche tout le monde sur des plans différents.

On le retrouve fréquemment chez les mères ou pères monoparentaux, les parents d'enfants malades, les entrepreneurs (les femmes plus souvent), les gens malades, les personnes âgées, les individus vivant dans la pauvreté, et même ceux qui accumulent les richesses.

La culpabilité est, selon moi, LA plus grande maladie du siècle. Enfin… le précurseur de bien des maladies.

Je l'ai côtoyée sans même prendre conscience que cet état gouvernait ma vie, mes choix, mes attitudes, mes habitudes.

Je l'ai alimentée, gavée au point de m'en rendre malade, et au point d'y laisser mes seins.

Je pourrais écrire un ouvrage concentré sur ce sujet, tellement il est soulevé régulièrement dans ma salle de coaching.

L'impact négatif que cet état à long terme peut avoir sur notre parcours de vie, nos choix, nos émotions, nos actions, notre bonheur et notre santé, vaut ce temps de réflexion et d'introspection.

« Quel rôle joue la culpabilité dans votre vie ? »

C'est une dernière question que je me permets de vous poser par curiosité.

Vous savez maintenant qu'il y a du bon dans chaque situation. Et je constate que mon besoin de transcender les épreuves a été similaire avec le trouble post-traumatique et le cancer.

Créer m'a aidée et m'aide toujours à assimiler ou mieux gérer, car ça me permet d'aligner mon mental autrement que sur ce qui ne va pas.

Car lors de cette période où je ne pouvais plus danser, j'ai plongé dans l'exploration de l'écriture et la composition, et ces nouvelles formes d'expression sont devenues alors mon exutoire.

J'ai réalisé des projets incroyables : en musique de film, en coaching au sein des équipes olympiques de danse sur glace, et mon album solo, *Les deux pieds sur terre.*

Réaliser un rêve de jeunesse dans une des pires périodes de ma vie m'a appris que le meilleur temps pour accomplir quelque chose que l'on souhaite profondément, c'est MAINTENANT.

J'ai pris soin de mon enfant de mon mieux et je suis fière d'être la mère que je suis avec ses défauts et ses qualités.

J'ai surmonté, appris, aimé, pratiqué et transformé.

Quand le « squatteur » s'est manifesté dans mon corps, je me suis dit : *Hum… tu ne sais vraiment pas à qui tu t'attaques !*

Après je me suis demandé : *Es-tu surprise d'avoir développé un cancer après toutes ces années de souffrances ?*

Je pense profondément que pendant les années consécutives de stress intense durant lesquelles j'ai épongé les urgences, une brèche s'est créée, qui a ouvert la porte au squatteur dans mes cellules.

Loin de moi l'intention de prouver quoi que ce soit, ce n'est pas le but. Je laisse plutôt matière à réflexion.

Mais comme tout est « transformation », dès que j'ai compris combien il était important pour moi d'habiter mon corps, d'évacuer le trop-plein de l'éponge, de libérer mon âme de toute forme de culpabilité, je me suis choisie et me suis permis « d'être ».

J'ai activé ma quincaillerie de pratique en vue de l'atteinte du bonheur.

J'ai été privilégiée d'être aussi bien outillée, et c'est ce qui a motivé l'écriture de ce livre.

Je ne pense pas que j'aurais triomphé et passé au travers du cancer avec autant de résilience et d'humour sans les épreuves qui m'avaient forgée.

Je ne prétends pas qu'il faut avoir passé par là pour adopter l'état de résilience, mais disons que pour moi, j'étais bien préparée grâce aux expériences acquises.

J'en conclus que la vie est pleine de surprises lorsque nous n'avons pas d'attentes.

À mon grand étonnement, j'ai remporté le prix d'interprétation pour ma performance dans mon film documentaire *Quand sert la vie... au-delà des frontières du cancer,* présenté au Monaco Charity Film Festival 2017.

S'il y a bien une récompense que je n'attendais pas, c'est celle-là. Cette mention honorifique m'a vraiment laissée bouche bée.

S'il y a bien une chose que je ne fais pas dans ce film, c'est de jouer un rôle.

Mais j'ai compris, par les commentaires des jurys et du public, que mon personnage, dans cette réalité, est le vecteur du succès et du message de ce film.

J'ai donc dit : « Merci, la Vie ! »

Et je veux remercier tous ceux et celles qui ont fait un don pour m'aider à aller représenter mon film à Monaco.

Sans vous, et votre soutien, cette opportunité aurait été très difficile à saisir, à ce stade de remontée financière après près de quatre années de maladie, privée de revenus.

Pour moi ce film fut un exutoire, et je vois à quel point, à ce jour, il aide des milliers de personnes dans le monde.

Jamais je n'aurais pensé que mon parcours avec le cancer du sein aiderait autant de gens.

Je souhaite que ce livre puisse aussi contribuer à aider, et qui sait ? même guider vers la prévention.

C'est formidable de pouvoir toucher le cœur des personnes qui croisent notre chemin.

Je ne regrette rien de ma vie.

Et si j'avais à mourir aujourd'hui, je serais comblée.

Mais comme j'ai planifié de vivre jusqu'à 120 ans, j'ai encore beaucoup à faire et à explorer.

L'écriture de ce livre aura été une autre belle surprise de la vie.

Plusieurs versions ont vu le jour, plusieurs directions possibles, et je remercie tous ceux et celles qui m'ont offert leur temps et leur rétroaction. Grâce à vous tous, je me suis arrêtée à celle-ci, que vous avez lue.

Quel merveilleux exercice que l'écriture !

Ça m'a aussi permis d'en retirer l'essentiel.

Comme je l'ai exprimé pour mon film, je l'exprime aussi pour mon livre : Si je peux aider au moins une personne, j'aurai atteint mon but !

Je termine donc en accomplissant ce que j'aime le plus faire dans ma vie : dire merci !

Merci à vous, chers lecteurs et lectrices, d'avoir pris le temps de lire mon passage de vie.

Merci à ma famille que j'adore et qui me soutient dans tout. Mon papa, ma maman, ma sœur, mes nièces, mes neveux et mon filleul François qui, depuis qu'il est tout petit, me rappelle combien nous sommes des éponges d'apprentissage. Et aussi à ma fille que j'aime et qui me manque.

Merci à mes précieux amis, qui se reconnaissent et que j'aime, même si la distance, le temps nous séparent.

Merci profond à ma belle amie de toujours, Marilyne Allard, mon âme sœur.

Merci à tous les mentors spirituels et aussi les mentors sur terre qui ont croisé mon chemin, et font une différence marquante dans ma vie, notamment mes parents Lyse et Serge, ma précieuse sœur complice Louise, Jean-Pierre Gagné, Brian Klemmer, Richard Julien, Marc Fisher et Jacques Lépine.

Merci pour tout !

Merci aux Éditions Un monde différent pour votre grande générosité.

Merci à ces épreuves qui ont fait de moi une meilleure personne.

Merci à tout ce qui a été, est, et sera !

Bonne pratique à tous et SURTOUT bonne santé dans toutes les sphères de votre vie !

Si le cœur vous en dit, suivez-moi!

Gocoachingpro.com et
Comme Toi et **Moi.tv**

majoly@gocoachingpro.com

Visitez le **www.gocoachingpro.com**

Inscrivez-vous et profitez de capsules,
exercices et plein d'autres outils
qui font du bien à l'âme!

MARQUIS

Québec, Canada

RECYCLÉ
Papier fait à partir de matériaux recyclés
FSC® C103567
FSC
www.fsc.org

Imprimé sur du Rolland Enviro,
contenant 100% de fibres postconsommation,
fabriqué à partir d'énergie biogaz et certifié FSC®,
ÉCOLOGO, Procédé sans chlore et Garant des forêts intactes.

PERMANENT 100% BIO GAZ® ÉNERGIE

PROCÉDÉ SANS CHLORE • PROCESSED CHLORINE FREE •

Garant des forêts intactes[MC]